a arte de relaxar

Léonard Anthony   Dr. Adrian Chaboche

a arte de relaxar

7 passos para entender a fadiga e aprender a descansar

Tradução de
Célia Regina Rodrigues de Lima

Copyright © 2018 Flammarion / Versilio

Copyright desta edição © 2021 Editora Alaúde

Título original: *Fatigue – Et si on apprenait vraiment à se reposer?*

Todos os direitos reservados. Nenhuma parte desta edição pode ser utilizada ou reproduzida – em qualquer meio ou forma, seja mecânico ou eletrônico –, nem apropriada ou estocada em sistema de banco de dados sem a expressa autorização da editora.

O texto deste livro foi fixado conforme o acordo ortográfico vigente no Brasil desde 1º de janeiro de 2009.

Este livro é uma obra de consulta e esclarecimento. As informações aqui contidas têm o objetivo de complementar, e não substituir, os tratamentos ou cuidados médicos. O uso das informações contidas neste livro é de inteira responsabilidade do leitor. Elas não devem ser usadas para tratar doenças graves ou solucionar problemas de saúde sem a prévia consulta a um médico ou psicólogo.

EDIÇÃO Bia Nunes de Sousa
ASSISTÊNCIA EDITORIAL Mariana Correia Santos
TRADUÇÃO Célia Regina Rodrigues de Lima
PREPARAÇÃO Claudia Vilas Gomes
REVISÃO Raquel Nakasone, Olívia Yumi
CONSULTORIA TÉCNICA Dr. Leandro Roberto Teles (CRM 124.984)
CAPA Amanda Cestaro
PROJETO GRÁFICO Cesar Godoy

1ª edição, 2021

Dados Internacionais de Catalogação na Publicação (CIP)
(Câmara Brasileira do Livro, SP, Brasil)

Anthony, Léonard
A arte de relaxar : 7 passos para entender a fadiga e aprender a descansar / Léonard Anthony, Adrian Chaboche ; tradução de Célia Regina Rodrigues de Lima. -- São Paulo : Alaúde Editorial, 2021.

Título original: Fatigue : et si on apprenait vraiment à se reposer?
Bibliografia.
ISBN 978-65-86049-04-6

1. Estresse - Prevenção 2. Fadiga - Prevenção I. Chaboche, Adrian. II. Título.

20-38294 CDD-613.79

---

1. Relaxamento : Promoção da saúde 613.79
Cibele Maria Dias - Bibliotecária - CRB-8/9427

2021
Alaúde Editorial Ltda.
Avenida Paulista, 1337,
conjunto 11, São Paulo, SP
CEP 01311-200
Tel: (11) 3146-9700
www.alaude.com.br
blog.alaude.com.br

sumário

1. Estresse e *burnout* 17
2. Solidão 49
3. Família e relacionamentos 77
4. Sono e insônia 107
5. Celular e vida digital 143
6. Dores e doenças 183
7. Cultivando o bem-estar 221

Bibliografia 241
Agradecimentos 243

Durante muito tempo, eu temia o cansaço, negava-o, ignorava-o... até chegar à exaustão, quando tudo parece impossível.

Depois de conversar com pessoas que também sentiam isso e consultar médicos e terapeutas, passei a estudar o tema e entender como o cansaço é capaz de interferir em nossa vida.

Então decidi começar a pesquisá-lo, explorando-o em todos os seus aspectos para escutá-lo, em vez de combatê-lo.

Nessa viagem ao centro do cansaço, encontrei um aliado. Com ele, aprendi a descansar de fato, em vez de fingir que o fazia.

Uma noite, dois anos atrás, meu amigo Adrian, clínico geral e psicoterapeuta, veio jantar em casa. Ele chegou com uma hora de atraso, agitado e frenético; transpirava e não conseguia se acalmar. Gentilmente, tentei ajudá-lo a retomar o fôlego. Naquele momento, não adiantava falar com ele sobre seu estado: era incapaz de ouvir. Não insisti, e assim a noite passou.

No dia seguinte, preocupado, telefonei para ele e comentei que percebera vários sintomas de esgotamento por excesso de trabalho (em uma profissão que o obriga a se deslocar para três lugares, além das aulas na faculdade), sem falar nos problemas conjugais, um bebê para cuidar, alarmes soando sem parar no celular e no relógio... Minhas palavras ecoaram como um trovão. "Obrigado, amigo", disse ele. "Você tem razão, estou me consumindo interiormente." Pelo que observei, ele parecia estar sendo vítima – até certo ponto de maneira consciente – de um princípio de *burnout*.

Para ser honesto, o que Adrian estava vivendo não me parecia nem um pouco estranho. Alguns anos antes, eu passara pela mesma situação. Ouvi, na época, os mais diversos conselhos e memorizei a frase de um amigo – "Você se ouve demais" –, além de expressões do tipo: "O mundo pertence aos que acordam cedo... e dormem tarde", "Trabalho é saúde" ou ainda "Trabalhar mais para ganhar mais". Fiz desse princípio um escudo para afastar o cansaço e inventei mil maneiras de me tornar mais eficiente. Eu me levantava cada vez mais cedo para conseguir conquistar o mundo, procurando descansar também de modo eficiente, como se isso fosse mais uma tarefa, um objetivo a alcançar, do qual tirar mais vantagens. Então, chegou o dia em que eu não podia mais ficar em pé depois de levantar; precisava me deitar novamente. Não conseguia andar, com a cabeça pesada, os músculos tensos. Foi necessário chegar a esse extremo para começar a questionar meu jeito de viver. Pois, embora soubesse como a falta de repouso era prejudicial, embora desse conselhos aos outros, eu mesmo (quase) não os seguia, exceto uma ou duas vezes por ano, quando ia meditar no meio da floresta indiana às 4 horas da manhã, antes que o sol nascesse e os animais acordassem.

Essa parada obrigatória me possibilitou reavaliar minha relação com o cansaço extremo, que pode trazer consequências desastrosas. E assim pude observar com um novo olhar e uma consciência profunda tudo o que eu pensava ter realizado. Fui em busca daqueles que me traziam uma nova luz e que agora eu conseguia compreender de outra forma. Comecei a examinar sob outro ângulo muitas práticas que achava já dominar. E percebi que, em certas circunstâncias, já estava aonde queria chegar. Assim como quando improviso ao piano, totalmente descontraído, o corpo e a mente relaxados, sem saber aonde me levará a frase musical que meus dedos criam.

* * *

Alguns dias depois de ter ajudado Adrian a se acalmar, contei a ele minha reflexão sobre o cansaço, os efeitos salutares que já sentira em mim, nas pessoas com quem convivia individualmente ou que assistiam às oficinas que conduzo em minha atividade profissional. Essa prática, a que chamei de "autodesenvolvimento", permite o desenvolvimento pessoal e o acompanhamento dele, diferentemente da medicina ou da terapia, que são o campo de ação de Adrian. Enquanto Adrian se especializou em uma abordagem global do paciente, corpo e espírito, minha prática é baseada na meditação, na ioga nidra (relaxamento profundo) e em um tipo de hipnose, denominada ecológica, que visa simplesmente estimular o indivíduo, acomodado cm profundo silêncio, a ampliar suas possibilidades.

Embora nossas jornadas sejam diferentes, elas se unem em um ponto essencial: o de oferecer a cada pessoa com quem convivemos toda a atenção necessária para estabelecer um laço, para sentir a presença do outro. Na verdade, paralelamente à prática que acabei de descrever, também acompanho, há mais de vinte anos, artistas em seu movimento criativo, sobretudo escritores (médicos, terapeutas, filósofos) publicados agora pela editora que conduzo com alguns sócios. Essa atividade – além das conversas com os autores, que só fazem enriquecer minha reflexão e minha prática – me mostra como a presença do outro é indispensável para ajudar uma pessoa a resolver suas dúvidas. E também para solucionar seus problemas e eliminar o desgaste que eles provocam, bloqueando todo o processo necessário para a realização de seu trabalho. Os encontros que promovi nessas duas áreas, e no resto da minha vida, me permitiram desenvolver um estudo sobre o cansaço e a exaustão que atingem uma parte da humanidade. E, para dar outra dimensão ao tema, achei fundamental acrescentar a visão do meu amigo Adrian Chaboche, que já esteve perto do *burnout* e compartilha dessa preocupação de maneira ativa e atenciosa não apenas com seus pacientes, mas também com as pessoas à sua volta.

Adrian me conhece bem; sempre fomos companheiros em tudo, revezando-nos para ajudar aqueles que confiam em nós, reclamam de algum problema e confessam seu desejo de mudar. Além das discussões sobre o cansaço e a exaustão que nos entusiasmam, e da amizade que nos une, ele me auxiliou muito como terapeuta quando mergulhei em uma crise aguda decorrente de uma doença rara que tenho. O cansaço é um dos sintomas, talvez uma das causas. Mas, quando ele se instala de forma duradoura, é importante levá-lo a sério e consultar um médico, porque essa exaustão pode ter várias origens.

Esse tempo que passamos juntos nos fez constatar que somos *"experts* em cansaço": nós nos cansamos, cansamos os parentes e estamos atentos ao cansaço dos outros. Estudar esse cansaço, analisá-lo em vez de temê-lo, nos faz bem, assim como àqueles com quem convivemos: amigos, colegas, a família, os pacientes de Adrian; os meus filhos, que me estressam e eu retribuo o desgaste; minha mulher, que compartilha meu cansaço, o qual se mistura com o dela e o das crianças...

Nas semanas e nos meses seguintes, Adrian e eu nos dedicamos a relembrar histórias de esgotamento, tanto as nossas como as de pessoas que nos contaram suas experiências. Daí constatamos uma verdade assustadora: todo mundo vive cansado! Todos sabem o que é isso. Pode ocorrer de várias maneiras, a qualquer momento do dia ou da noite, e há centenas de causas e consequências. Existe o cansaço bom, que sentimos depois de praticar atividades físicas, de brincar com os filhos, de arrumar a casa ou o escritório, e que desaparece depois de algumas horas de descanso. Mas existe também outro tipo de cansaço, ruim, pernicioso, que nos acompanha no dia a dia nas tarefas habituais e nos deixa exaustos. O cansaço ao acordar; o excesso de trabalho ou o tédio mortal no escritório; o desgaste de ficar conectado 24 horas por dia nos sete dias da semana; o desânimo de enfrentar todas as obrigações ou compromissos sociais; o desejo de encontrar a alma gêmea, ter sucesso na vida, conseguir acalmar os pensamentos, lidar com a angústia. Enfim, a lista é interminável.

Daí surgiu a ideia deste livro. Porém, antes de começarmos a escrever, fizemos inúmeras pesquisas e leituras, participamos de encontros com médicos, terapeutas, acupunturistas, médicos aiurvédicos, ergonomistas, *coaches*, além de entrevistar diversas pessoas que se diziam exaustas, acabadas, com sintomas de *burnout*.

Nosso objetivo não era redigir um compêndio universal sobre o cansaço nem relacionar todos os seus aspectos ou suas origens. Isso seria pretensioso demais. O que pretendíamos era apresentar uma reflexão, ilustrada com exemplos típicos ou, ao contrário, com casos que nos surpreenderam por sua singularidade, pois permitiam, em primeiro lugar, retomar certos cuidados evidentes – descansar, praticar esporte, alimentar-se bem –, além de introduzir outra linha de raciocínio: não mude sua rota, não se desgaste trilhando um caminho que não conhece. Tudo, sem necessariamente oferecer conselhos práticos, para que cada um pudesse ouvir o eco do próprio cansaço e aprender a lidar com ele de forma adequada.

Quando paramos de temer a exaustão e de nos render a ela, quando vamos ao seu encontro em vez de ignorá-la, surge outra possibilidade: a de transformá-la em um componente da nossa vida, não em um obstáculo no qual sempre tropeçamos.

Na realidade, o cansaço é um aliado que nos avisa que é hora de diminuir o ritmo, fazer uma pausa e parar antes que as preocupações nos destruam física e emocionalmente. Todos os mamíferos passam por essa situação; mas, ao contrário de muitos seres humanos, os animais sabem ouvir o recado do corpo com mais intuição e simplicidade. O cansaço, seja mental ou físico, relativo ao ambiente profissional ou familiar, ao ecossistema, à nossa maneira de ser e de viver, aos nossos movimentos, à alimentação etc., está ligado a tudo desde os tempos mais remotos, sempre existiu e sempre existirá.

Quando pergunto a Adrian: "Como médico, o que você pensa quando um paciente lhe diz que está cansado?", ele responde: "Eu penso em tudo! Metade das pessoas que me procuram começa falando isso". E se ele, por sua vez, me pergunta o que penso quando estou com meus clientes, digo: "Hoje? Penso no mundo, penso na vida".

Porque, acima de tudo, estar cansado é estar vivo.

Antes de começar, proponho uma breve pausa, aqui e em outros momentos deste livro. Você pode ler essas reflexões ou continuar, se preferir.

Você está lendo um livro sobre o cansaço na esperança de relaxar, aprender a descansar realmente. Ao segurar o livro, você contrai as mãos. Mas espere mais um segundo e observe o resto do corpo. Será que não está contraindo, inutilmente, outras partes dele? Os ombros, as pernas, o peito, a nuca? Se está sentado em uma poltrona ou recostado no sofá, deve estar com a cabeça levantada, inclinada para a frente, esperando alguma coisa acontecer, muitas coisas... pronto para se levantar, para voltar à rotina de repente.

Agora, esqueça tudo por um instante, relaxe qualquer tensão que o incomode sem motivo e afaste a ideia de descansar a todo custo. Continue a leitura, deixe-a estimular sua imaginação, você não sabe o poder que ela tem.

Então diminua o ritmo da leitura, visualizando sílaba por sílaba... Relaxe as mãos, abra os dedos; no fim deste parágrafo, largue o livro, deixe-o cair no chão o mais lentamente que puder. Desfrute o barulho surdo que acompanhará sua queda e mergulhe nesse som, como se fosse um lago de repouso. Uma parte do cansaço ficará na superfície, e aí você poderá virar a página quando quiser... sem o mínimo esforço...

1

estresse e burnout

Costuma-se dizer que nós passamos um terço da vida dormindo; é verdade, mas é importante ressaltar que a maioria das pessoas também passa um terço da vida adulta trabalhando. Estresse, sobrecarga de atividades, assédio, tédio... a lista de causas de esgotamento, e também de desgosto no ambiente de trabalho, é infinita, e isso acaba nos afastando do prazer verdadeiro que deveríamos sentir no exercício da profissão. Acho extremamente absurdo aceitar que um terço da nossa vida seja marcado por um sofrimento que nos consome e que contamina o resto do tempo.

É uma ilusão pensar que alguém pode escapar do estresse profissional. Hoje sabemos que nenhuma atividade está livre disso, e nem sempre é fácil identificar as causas desse sofrimento. Mas as mentalidades evoluem. Atualmente, a medicina já lida bem com o problema. Os médicos com quem trabalho, a começar por Adrian, dizem estar mais atentos às pessoas com queixas relacionadas à profissão: muitas delas, quando não têm consciência da gravidade do seu estado, tomam decisões que podem ter sérias consequências. *Você me procurou por causa de um cansaço que julgava passageiro, mas já faz um mês e continua igual!*

Felizmente, em geral, não é tão fácil chegar ao *burnout*, que é um verdadeiro incêndio que nos devasta por dentro. O ser humano não cede tão facilmente. Em muitos casos, observamos que as situações são menos dramáticas do que parece. A maioria de nós apenas se aproxima do *burnout*, sentindo um calor intenso que produz uma fraqueza e um alheamento momentâneos... embora às vezes a crise possa voltar.

Para alguns indivíduos, esse sofrimento no trabalho se resume a um estresse intenso decorrente do conceito de "sempre mais/cada vez mais" que nos incutem ou que incutimos em nós mesmos, o famoso *burnout*; para outros, caracteriza-se por um esgotamento relacionado à pressão do tempo, que escoa entre os dedos, o "sempre menos/cada vez menos", o tédio mortal, o *boreout*.

Em ambos os casos, a pessoa se sente destroçada.

É óbvio que esse estado não surge do dia para a noite. Um belo dia temos a impressão de que algo não vai bem, como uma intuição, à qual damos pouca importância. Então nos convencemos de que não é nada grave, vai passar. Tudo se acertará depois daquela reunião importante, após assinar aquele contrato ou tirar férias. Daqui a alguns meses as coisas vão melhorar, e o chefe tão insuportável, com seus cálculos de lucratividade, vai se acalmar. E temos razão ao pensar assim, pois em geral isso acontece. Mas às vezes os momentos de insatisfação se prolongam. Há empresas que aumentam o salário dos funcionários para serem mais ágeis, mais criativos; os clientes fazem o mesmo com seus fornecedores, cada vez mais independentes e empreendedores. Essa pressão crescente desencadeia, em grande parte da população, os comportamentos viciosos referidos por pesquisas e pela medicina do trabalho. O uso de ansiolíticos para aguentar o estresse do trabalho tornou-se comum; a cocaína passou a ser consumida fora dos estúdios de criação e das agências de publicidade; o alcoolismo, que não queremos reconhecer e que nos ajuda a ampliar os laços sociais com os colegas, parceiros, fornecedores, não diminui e torna as noitadas – aparentemente festivas – cada dia mais cansativas.

Como consequência, começamos a perder a energia e a motivação. As tarefas cotidianas ficam cada dia mais pesadas, mais difíceis, e nos sentimos menos produtivos. Temos a impressão de estar fora do barco, os outros parecem bem mais competentes, alguns até nos ofendem. Logo, paramos de interagir nas reuniões, nenhuma ideia soa interessante. Ficamos paralisados pelo medo de receber um comentário indelicado de alguém de quem pressentimos certa animosidade, e isso leva à ansiedade. Esse acúmulo de tensão nos cansa tanto que acaba afetando toda a nossa vida. Começamos a nos isolar, no trabalho e em outras áreas; alimentar-se em excesso passa a ser uma saída ou até uma obsessão, para nos ajudar a suportar o insuportável, a alcançar os objetivos inatingíveis, adaptando-nos permanentemente sem saber o que nos espera, e, ao mesmo tempo, sem reconhecimento por nosso desempenho.

Um pouco de repouso certamente nos faria bem. Se não dormirmos bastante, descansarmos no fim de semana ou nas férias, nunca vamos nos recuperar, ou pelo menos não o suficiente. Nós reclamamos o tempo todo, remoemos os problemas, lamentamos nossa desgraça. A exaustão persiste e pode aumentar. Até chegar o dia em que não conseguimos nos levantar. Sair da cama parece difícil. Ir para o trabalho, então, impossível.

Alguns amigos, colegas e conhecidos me falaram sobre esse distúrbio. No entanto, não se trata de uma fatalidade. Se o conflito não estiver muito enraizado, podemos tentar eliminá-lo, não necessariamente mudando de vida – nem sempre isso é possível –, mas tentando encarar as coisas de maneira diferente e modificando certos comportamentos. Costumo dizer que não é o indivíduo que está doente e cansado devido ao envolvimento absurdo que mantém com o trabalho, mas sim a sociedade que constituímos coletivamente.

Há pouco tempo, a imprensa internacional noticiou a história de uma jovem modelo russa, de apenas 14 anos, que, sofrendo de meningite, faleceu após ter sido obrigada por sua agência a desfilar entre oito e treze horas seguidas, conforme as várias versões – de fato, a autópsia concluiu que a doença se agravou com o estresse da garota. Dias antes da tragédia, ela teria dito à mãe: "Mamãe, estou cansada, só quero dormir".

Quando me perguntam sobre o cansaço coletivo, respondo citando a frase que Voltaire empresta a Cândido em seu conto filosófico *Cândido, ou O otimismo*: "Devemos cultivar nosso jardim". A ideia principal não é melhorar a sociedade civil ou sua atuação, isso nem sempre é possível, mas sim reanimar o centro do que nos mantém em movimento, resgatar toda a vitalidade que nos liga ao mundo e que se desvanece quando é destruída. Porque, em geral, é aí que tudo começa. Se reencontrarmos nosso lugar no mundo, as fontes de prazer que sempre nos motivaram mas se perderam ao longo do tempo, talvez surja uma possibilidade de mudança.

É um pouco ingênuo acreditar que o cansaço maligno, que resulta de uma desarmonia com o mundo profissional, desaparecerá se inspirarmos profundamente diante da escrivaninha repetindo várias vezes que está tudo bem. O cansaço ruim, assim como o bom, faz parte da vida: ele nos acompanha desde o momento em que nascemos até a morte. A meu ver, a pergunta básica é: será que sabemos ouvi-lo? O fato de senti-lo, escutá-lo, nos permite torná-lo um aliado em vez de temê-lo ou de deixar que ele nos derrube e destrua tudo o que é precioso e que nos mantém vivos.

Evidentemente, essa tomada de consciência não resulta em receitas milagrosas para acabar com tal sentimento; há inúmeras soluções propostas com sucesso por médicos, terapeutas, clínicos, *coaches*. Entre outras opções, eles sugerem que analisemos nosso comportamento e procuremos novos caminhos. Mas, embora o esforço e a lógica pareçam recursos adequados para resolver essa dificuldade, descobri com surpresa que, quando nós nos entregamos totalmente ao cansaço e ficamos em silêncio por um instante, pode surgir uma força inesperada.

Há alguns anos, conversei com uma artista plástica fanática por trabalho, que reclamava de falta de inspiração. Ela passava horas de braços cruzados na frente da tela; isso a deixava preocupada, tristonha; dia após dia, ela esperava um impulso criativo. Durante a conversa, disse que adorava caminhar no jardim imenso que havia ao lado de sua casa de campo na Itália, em algum lugar da Toscana, mas que, desde que começara sua aridez criativa, perdera a vontade de ir até lá. Eu lhe sugeri que fechasse os olhos e vivenciasse as sensações de cansaço que experimentava quando a inspiração não vinha, mas tentando se envolver com elas, em vez de afastá-las. Então pedi que descrevesse o jardim na Toscana, esperando que essa evocação lhe trouxesse um pouco de estímulo. Ela falou por um breve momento, parou e ficou em silêncio, fechada em si mesma, como em um casulo. Após meia hora, revelou que tinha trocado o jardim sugerido por um quarto da casa onde guardava todos os quadros que julgava sem valor. Semanas depois, ela me escreveu contando que recolocara em seu ateliê algumas das obras que seriam descartadas e que isso lhe devolvera o ânimo.

Essa história mostra como às vezes pode estar próxima a mudança que nos livra de um bloqueio desgastante. Embora geralmente a inteligência e a disciplina sejam o meio mais eficaz para promover uma mudança, o hábito de relaxar por um instante, entregar-se aos sonhos, também nos permite recuperar o essencial e encontrar uma cura para a própria imobilidade.

Ao ler essa história e minhas conclusões, as pessoas que trabalham em empresas talvez façam uma objeção evidente: mas essa artista pode trabalhar sozinha, é autônoma e não precisa se submeter a nenhuma pressão hierárquica. Além de se inspirar na imaginação – o que, admito, parece um pouco óbvio à primeira vista –, ela tem as condições ideais para reencontrar prazer na ocupação profissional e se livrar do estresse. É verdade; contudo, isso é uma ilusão.

Assim como muitos empresários, profissionais liberais e artesãos, sempre tive o privilégio de não ter um superior imediato, mas aprendi que a pressão se origina de qualquer lado: dos clientes, dos acionistas, do conselho de administração, de nós mesmos! Na verdade, não precisamos de ninguém para nos pressionar: fazemos isso muito bem sozinhos.

Houve uma época em que, sediado em Paris, trabalhei com Los Angeles – no Ocidente – e com Bombaim – no Oriente. Graças à magia dos fusos horários, quando a jornada de trabalho terminava em um lado do globo, começava do outro. Resultado: como eu morava em Paris, não parava nunca, comia na frente de um computador com três telas, tinha vários telefones que tocavam sem parar e dormia por apenas algumas horas, quando encontrava tempo. Achava incrível essa sensação de falso poder, essa capacidade de sobrevoar o planeta do meu escritório, quando não estava entre três aviões. Mas um dia aconteceu o inevitável. Fui dormir e, no dia seguinte, não consegui me levantar. Meu corpo com certeza me dera sinais de alerta, mas eu os ignorara, e então ele me deixou na mão. No início, assim como a pintora, procurei desesperadamente soluções para me recuperar. Muita gente me sugeriu tomar vitaminas, tirar férias, descansar, mas as coisas não são tão simples quando somos *workaholics* sempre à beira do *burnout*, que às vezes não conseguimos evitar.

Naquela época, a solução que encontrei foi me afastar das atividades cotidianas e viajar sozinho para meditar longe dos telefones. Ao voltar, percebi claramente que devia parar com aquele ritmo insano. Então consegui eliminar a pressão que me afligia, sem, no entanto, renunciar às atividades profissionais que eu adorava. Percebi, por exemplo, que tinha de recusar as reuniões em horários insuportáveis para mim, embora convenientes para os outros, e assim comecei a me reequilibrar... temporariamente. Muitos executivos, profissionais liberais, empresários – e mesmo pessoas sem responsabilidades aparentes – que se infligem um ritmo insano afirmam que sempre voltamos à estaca zero, e os motivos ou as desculpas que nos fazem retroceder são infinitos.

Ao mesmo tempo que um aumento de atividade pode nos levar à exaustão, o tédio e a falta de tarefas em uma empresa, por exemplo, podem ter consequências também significativas. "Fico terrivelmente entendiada, quero morrer, você não imagina como me cansa não ter nada para fazer." A mulher que disse essa frase tinha um emprego com uma carga horária totalmente desequilibrada: havia períodos em que trabalhava arduamente; depois, nas semanas seguintes, ou até meses, terminava as tarefas diárias em apenas uma hora. E não podia nem pensar em sair antes das 6 da tarde, porque havia relógio de ponto. Também não podia usar o celular para trocar mensagens, pois sua função na empresa, que lhe tomava pouquíssimo tempo por dia, era essencial: tinha de selecionar e responder a algumas cartas endereçadas a seu chefe. Aos poucos, essa mulher entrou em uma profunda crise de tédio. Os dias duravam um século, a vida não passava de uma longa espera. Ela não se animava a procurar outro trabalho, embora tivesse vários diplomas e só tivesse aceitado esse cargo entediante na esperança de encontrar outro melhor depois. Vivia trancada naquele escritório e não aguentava mais ficar ali. Eu lhe perguntei o que gostava de fazer além do trabalho. "Escrever", respondeu ela, "mas quando chego em casa estou exausta." "Perfeito! Então escreva no escritório!", sugeri. Quando ela conseguiu afastar sua culpa por "explorar o sistema" (o qual, na verdade, não lhe exigia nada), começou a escrever nas intermináveis horas de ócio que passava no escritório. E ninguém notou que ela parecia bem mais ocupada do que antes.

Um dia, ela enviou seu texto a um editor, que o publicou. Tempos depois, alguns jornais divulgaram artigos dela. O departamento de comunicação da companhia viu as publicações e enviou-lhe flores para cumprimentá-la. Aos poucos, ao descobrir os talentos da funcionária, a empresa decidiu promovê-la. O essencial nessa história, além da agitação entre os empregados e dos lucros resultantes, é que a autoestima da moça aumentou drasticamente. Ao aproveitar o tempo ocioso para pôr em prática o que a inspirava e que ela se proibia de fazer por razões morais evidentes, ela abriu para si um novo campo de possibilidades e resgatou seu entusiasmo, transformando o *boreout* estressante em uma oportunidade.

Para recuperar a vitalidade, devemos nos perguntar: o que é importante para mim? Que jardim eu gostaria de cultivar? O da minha empresa, do meu chefe, da minha esposa, dos meus filhos? Não, o meu. O que me dá prazer, vontade de viver, de me levantar pela manhã, mesmo que não possa dedicar o dia todo a isso? Quando encontramos a resposta e recuperamos nosso terreno, podemos criar – como essa mulher, mas à nossa maneira – uma possibilidade, retornando ao essencial. Fui testemunha desse fenômeno várias vezes. Lembro sempre do caso de um executivo que sonhava em visitar a África e que, desde que visualizou a possibilidade de realizar seu desejo, embora não imediatamente, venceu o medo de falar em público. Resumindo, quero fazer uma sugestão: pare de se anular, descubra o que o anima no íntimo e conseguirá mudar certos aspectos da sua vida que o bloqueiam e o impedem de crescer.

Se analisarmos a etimologia da palavra "motivação", encontraremos o verbo *movere*, que em latim significa "deslocar-se", "movimentar-se". Se sentimos falta de vontade, de motivação, é bem provável que estejamos em uma espécie de imobilidade. Ficamos abatidos, e a inércia toma conta do nosso corpo, produzindo essa apatia que nos consome por muito tempo.

A meu ver, a primeira coisa a fazer é aceitar a situação e entrar em uma nova dinâmica espacial e temporal. Tempos atrás, atendi uma pessoa que estava à beira do *boreout*: ela havia se envolvido tanto com sua hierarquia imediata, compartilhando baladas e passeios, que acabou se sentindo totalmente alheia à sua empresa. Então lhe sugeri que analisasse ao máximo essa sensação. Disse o seguinte: "Reserve todo o tempo possível para fazer um retrospecto da situação, alargar os horizontes, encarando sua empresa com mais distanciamento. Imagine que você é um dos consultores que ela costuma contratar. Mantendo-se mais distante ainda, veja se o consultor que você está interpretando não teria uma proposta a fazer na reunião com seu chefe". Ao agirmos assim, não fugimos da situação; ao contrário, injetamos uma dose de imaginação, que é uma possibilidade pouco explorada em nosso meio, principalmente nessas circunstâncias. Assim, surgem novas dinâmicas, que permitem às ideias a possibilidade de emergir e ocupar todo o espaço livre deixado para elas.

Esse assunto me faz lembrar de um dia em que eu, mais jovem, estava sentado na grama contemplando uma árvore no parque Bharathi, na velha cidade de Puducherry. Um homem se aproximou e me perguntou se tinha papel e caneta. Eu lhe entreguei uma folha de um bloco que estava na minha bolsa. Então ele desenhou nela um ponto preto, quase imperceptível. "O que você vê?" Instintivamente, respondi: "Um ponto preto". Ele insistiu: "Olhe antes para o branco em volta, toda essa liberdade que está ali, oferecida à sua criatividade, à sua sensibilidade". Naquele instante, graças a essa simples mudança de ponto de vista, me vi no centro de uma possibilidade que eu criara. Minha contemplação se transformara nisso. O homem permaneceu em silêncio por um momento e continuou seu caminho.

* * *

Essa brincadeira inofensiva me fez concluir uma coisa que marcou minha vida e que me inspira quando vejo alguém estressado e sem energia: parar de focalizar o ponto preto significa também se recusar a fazê-lo. Contudo, o cotidiano na empresa nos faz entrar sem querer na espiral tédio-desilusão. Por exemplo, se durante um café com os colegas alguém me diz "Estou cansado!", não respondo mais automaticamente "Ah, nem me fale, eu também!" Antes de mais nada, abandono a competição, que visa convencer o outro de que estou mais cansado do que ele, ou seja, mais devotado ao trabalho do que ele, mais assoberbado de tarefas importantes e urgentes. Isso só serviria para me estressar mais e me convencer de que, realmente, nada funciona. Nessas situações, mesmo que meu sentimento não coincida exatamente com minhas palavras, percebi que passo o dia bem melhor do que se entrasse na melancolia sugerida pelo colega. Também já ouvi muitas vezes, em empresas, um chefe autoritário perguntar a um funcionário que se preparava para ir embora depois das 18 horas: "Ei, você tirou a tarde de folga?" Costumo sugerir às pessoas que ouvem esse tipo de comentário que, em vez de esboçarem um sorriso gelado, respondam ao chefe, sem nenhuma agressividade, que têm uma vida fora do trabalho e que gostariam que ele também tivesse. É bem provável que, com o tempo, o dirigente mandão reflita sobre as palavras do empregado.

Outra coisa que constatei foi uma certa contradição nos indivíduos que fazem esses tipos de comentário: eles vivem reclamando que não conseguem ficar mais com a família e ver os filhos crescerem. Em vez de aprenderem a gerenciar melhor seu tempo, eles querem o impossível: jornadas de cinquenta ou sessenta horas e uma longevidade cada vez maior, para "viver o resto da vida" mais tarde, depois de se estressar dia a dia inutilmente.

Uma das grandes preocupações com esse tipo de atitude é que as pessoas querem viver mais tempo para compensar seu sentimento de incompletude. O avanço da ciência e sobretudo da medicina nos últimos 150 anos retrata bem esse ideal humano. As biotecnologias, ligadas à inteligência artificial e à robótica, fazem investimentos vultosos para satisfazer esse desejo insano de ser imortal. Na esperança de atingir um tipo de imortalidade, procuramos prolongar a vida ampliando as atividades, morrendo de trabalhar. Sempre me questionei sobre isso, tendo labutado durante anos sem contabilizar as horas, apenas movido pela paixão. Isso é um privilégio, mas trabalhar assim, de forma irracional, é uma das principais causas do *burnout*. No processo de investigação do meu cansaço, o primeiro passo foi observar os outros indivíduos. Percebi que os que vivem mais são aqueles que trabalham menos e têm uma relação com o tempo e com o esforço bem diferente da nossa. Por exemplo, as tartarugas das ilhas Galápagos vivem até os duzentos anos. Por quê? Provavelmente porque não fazem nada. Alguns antropólogos afirmam que, na pré-história, o homem devia viver assim, trabalhando três ou quatro dias por semana a fim de caçar e colher alimentos para sustentar a família, só isso. Alguém pode argumentar que a expectativa de vida dele era menor. É verdade. Mas isso tinha mais a ver com os avanços científicos do que com o excesso de trabalho. Ao inventar a agricultura, que foi um grande progresso para a humanidade, o homem também se acorrentou, porque tinha de cultivar a terra, semear, colher, conhecer a natureza, enfim, produzir. Depois, com a Revolução Industrial, surgiram as máquinas para supostamente facilitar o trabalho humano. O filme *Tempos modernos*, de Charlie Chaplin, é uma ilustração perfeita dessa época. O resultado foi a introdução dos ritmos infernais. E a revolução dos números, que deveria simplificar a vida, só serviu para criar mais carga para nossos punhos: o *smartphone*, o *smartwatch* etc. Como estamos conectados o tempo todo, em qualquer lugar, tornamo-nos mais escravos da produtividade, prejudicando assim nosso repouso e nossa recuperação.

Sem rejeitar o mundo em que vivemos – as máquinas são muito úteis, estamos cada dia mais conectados, os *smartphones* facilitam demais as tarefas no cotidiano –, podemos reavaliar nosso comportamento e tentar recuperar, sem a menor culpa, esse tempo de repouso.

Eu, por exemplo, passei a me inspirar em certas práticas – *a priori* condenáveis – que observei. Então comecei a fazer "pausas para o cigarro". É bem agradável fazer uma pausa para o cigarro... sobretudo quando não fumamos. Os fumantes sempre acham tempo para curtir um cigarrinho tranquilamente, e enquanto isso os não fumantes permanecem presos no escritório. Então sugeri aos não fumantes que, a cada duas horas, fossem dar uma volta, sozinhos – para desanuviar a tensão, respirar, desconectar-se, relaxar. Estudos realizados em vários ambientes profissionais revelaram uma evidência: as pausas não atrapalham a produtividade, pelo contrário. Por um motivo que ultrapassa a compreensão, parece que todos nós – empresários, profissionais liberais, autônomos ou assalariados – continuamos a nos obrigar (e a ser obrigados) a trabalhar cansados, com menor concentração, quando uma breve pausa daria novo fôlego ao nosso espírito e à nossa "rentabilidade".

Essa constatação pode se estender às refeições. Custei muito para aprender a me sentar na hora do almoço e ficar lá por um bom tempo saboreando a comida sem me sentir culpado por demorar. Há funcionários que são obrigados a comer correndo por ordem de seus superiores, que os liberam por apenas meia hora ou mesmo quinze minutos. Alguns chefes têm a ideia bizarra de que podemos ser produtivos mesmo cansados. Costumo sugerir a esses empregados que, mesmo com a restrição de horário, aproveitem esse curto momento para relaxar completamente. Quando você come, tem de comer, apenas isso. Não deve telefonar, ler *e-mails* pessoais, enviar mensagens, nem assistir a seriados. Sei como é difícil, mas você está comendo, sentado, prestando atenção ao que ingere, mesmo que nem sempre isso seja fácil. Um sanduíche de frango é composto de pão, maionese e frango, três sabores diferentes. Você os sente? Gosta deles? Não gosta? Em geral, quando degustamos a refeição, nem pensamos nos ingredientes. Quando aconselho às pessoas que prestem atenção na comida, observo várias coisas: o tempo de pausa para o almoço se estende um pouco pelo fato de comerem mais lentamente; elas mastigam mais, comem menos, sentem-se menos pesadas e menos cansadas à tarde. Durante um jantar com o psiquiatra David Servan-Schreiber, ele me contou que muitas vezes jantava entre um andar e outro no elevador do hospital onde trabalhava. Segundo ele, esse comportamento foi uma das causas do tumor e do estresse que destruíram sua vida.

Para aqueles que, como eu, têm o privilégio de estabelecer o tempo ideal para almoçar, não é tão problemático reduzir essa pausa sistematicamente para tratar de um assunto social ou profissional com um colega, um cliente, um contato, um fornecedor. Isso é útil, prático, agradável, inevitável, e, a meu ver, não é prejudicial. Uma ou duas vezes por semana, eu me obrigo a almoçar sozinho, seja no escritório, em um parque ou na Cour Carrée (o pátio do Museu do Louvre), que aprecio bastante por ser um lugar calmo. Fico ali tranquilamente, sem telefonar nem fazer qualquer outra coisa além de comer, aproveitando aquele momento de sossego. Contemplo as esculturas, as árvores e o movimento das nuvens. Sinceramente, acho que não há nada melhor para relaxar no meio do dia: saborear ao máximo o tempo de repouso.

Essa disponibilidade total ao tempo de repouso e de alimentação, indispensável à minha sobrevivência, é fundamental. Assim consigo me preparar para viver melhor e por mais tempo. O cansaço que nos domina em certas situações, dando a impressão de que nos arrastamos em vez de viver, é devastador.

Antes de prosseguir a leitura, quero propor um momento de pausa. Depois de ler uma ou duas vezes a página seguinte para memorizar as linhas principais – não se preocupe se não seguir perfeitamente as instruções, não há problema –, programe um alarme para dali a cinco ou dez minutos. Se puder, não se obrigue a nenhuma restrição de tempo, a duração ideal acabará se impondo por si mesma. Esse é talvez o verdadeiro espaço de liberdade: não ter medo de perder tempo. Se a proposta lhe agradar, pare de ler por alguns segundos, espere, não faça nada e, principalmente, tente não pensar em nada. Espere mais um pouco... Eu sei, o tempo parece longo quando não temos o hábito de esperar.

Se você está no escritório, no ateliê ou em qualquer outro lugar de atividade profissional, sente-se confortavelmente, pegue uma caneta e feche os olhos.

Preste atenção no peso da caneta. Sinta-a. Perceba se ela é lisa, áspera, cilíndrica ou chata.

Em seguida, atente para a sensação em sua mão. Note se ela está quente, formigando; se está mais pesada, cada vez mais, ou, ao contrário, mais leve, e é agradável.

Agora suba para o antebraço. Veja como essa sensação pode se propagar, se você deixar. Depois se concentre nos ombros, na nuca, e a viagem continua.

Deixe todo o peso do corpo acompanhar progressivamente o da caneta, como se quisesse apoiá-lo nela, sem esperar nada; faça de você um prolongamento dela.

Fique atento a tudo o que está em volta da caneta, desde a mão que a segura até os dedos dos pés.

Nesse momento, a caneta talvez caia ou se solte de seus dedos, entre duas expirações, e você sentirá uma grande vontade de inspirar. Relaxe e inspire profundamente.

Abra os olhos. Então continue o que estava fazendo, com o novo ritmo que se impõe naturalmente, com a energia recuperada, livre da sobrecarga do estresse.

Muitas pessoas a quem sugeri esse tipo de relaxamento afirmam que, ao perceberem seus efeitos, indicaram a alguns colegas, os quais, depois de zombarem um pouco da ideia, acabaram aderindo a ela, adequando-a a suas necessidades. Se o cansaço é contagioso, assim como o bocejo, é bem possível que o oposto seja verdadeiro.

No entanto, se você estiver em um local público, é bem provável que seus colegas o olhem de soslaio ou façam comentários do tipo "Chegou a hora de mudar de vida!", como sugerem as revistas e os *blogs* por ocasião do fim das férias! De fato, para aqueles que não aguentam mais a mesmice, as tensões entre colegas, os horários intermináveis, a ruptura é uma solução milagrosa que pode ser comprovada com histórias maravilhosas: uma publicitária abriu uma pousada em Ardèche e curou-se da fadiga pulmonar que a afligia; um analista de sistemas abriu uma charcutaria tradicional em uma área afastada da cidade e deu adeus aos metrôs lotados às 7 horas da manhã; uma senhora que era professora em uma organização social agora faz geleias orgânicas e se livrou dos adolescentes que a deixavam maluca.

Muita gente abandona uma carreira profissional não só pelos motivos citados acima em tom de brincadeira, mas também para se dedicar a novas aspirações que lhe permitam realizar antigos desejos reprimidos pela rotina. Porém, algumas pessoas acham que a mudança é melhor quando ocorre naturalmente, sem rupturas. Elas sentem que sua evolução, seu novo projeto, assume um movimento espontâneo.

Minha experiência – pois mudei de vida várias vezes – me ensinou que tudo o que aprendemos e realizamos, eventualmente enfrentando condições difíceis e situações complicadas, não é em vão nem desaparece. Todas as experiências e competências que adquirimos ao longo do tempo serão reutilizadas na nova vida. Por exemplo, meus estudos de música na adolescência, com o rigor imposto por esse aprendizado, bem como o esforço, a arte de improvisar, a gestão do estresse durante os concertos, me ajudaram na jornada profissional, sendo úteis até hoje. Nossa inteligência e nossas percepções, amparadas pelo movimento interior, silenciosamente, se alimentam de tudo o que vivemos no passado para erguer as velas que nos guiarão por novos horizontes.

É claro que toda transição pode trazer um pouco de tristeza – por estarmos deixando para trás uma parte da vida, mesmo que dolorosa –, e também estresse, por não sabermos o que o destino nos reserva. Muitas pessoas têm dificuldade de se lançar em algo que consideram um retorno à estaca zero e ficam desanimadas antes de começar, com medo de renunciar a seus hábitos, ao conforto. Na verdade, é difícil avançar quando se caminha olhando para trás.

A própria *Bíblia* menciona essa dificuldade de enfrentar o desconhecido. Conta a história de um homem rico que quer seguir os mandamentos de Jesus, mas não é capaz de mudar tão radicalmente de vida como aquele que se apresenta como filho de Deus. O problema é que ele não consegue distribuir seus bens materiais, abandonar seu estilo de vida, de maneira radical. No entanto, quer mudar a qualquer custo. Então Jesus, decepcionado, conclui: "Eu vos digo que é mais fácil um camelo passar pelo buraco de uma agulha do que um rico entrar no reino de Deus". Talvez esse homem precisasse de um pouco mais de tempo para evoluir, para avaliar bem a proposta que lhe fizeram, em vez de desistir diante do primeiro obstáculo. Para muitos de nós, cada fase da vida exige um movimento que amadurece lentamente. Não estamos prontos para pular do penhasco com um brado exultante. Os desafios relacionados a essa transição, sejam eles de ordem financeira, organizacional ou emocional (imagine o impacto para nosso companheiro ou companheira), podem gerar consequências caóticas ou inadequadas se tentarmos resolver as coisas movidos pela raiva ou pelo pânico. Se nos deixarmos levar pela pressão que sentimos, pelas preocupações legítimas de nosso cônjuge, pelos bons conselhos dos amigos – que prefeririam não encarar nossa emancipação como um reflexo de sua estagnação –, será bem maior o risco de nos estressarmos antes de iniciar a *nova vida*.

Há pessoas que se apressam no processo de substituir um projeto por outro. Adrian e eu costumamos sugerir a elas que, quando as condições são boas, comecem a mudar sua relação com o trabalho, para não carregar seu estresse para outro lugar. Ao nos incluirmos nesse movimento, sem tentar fugir de uma situação determinada ou de atitudes enraizadas, temos uma opção mais sólida do que o mero impulso de "mudar de vida". Assim, podemos *nos instalar melhor na vida*, e isso só tende a evoluir.

Quando construímos nosso futuro levando em conta essa dimensão transicional, dando tempo ao tempo, podemos aliviar, desde o início do processo, nossa relação com o relógio, que insistimos em controlar. Para isso, ao criar uma ligação mais profunda com o corpo, com as sensações que ele proporciona – como a simples sugestão de mastigar sem engolir, de sentir o peso da fadiga se espalhar pelo corpo com a ajuda de uma caneta –, temos outra dimensão desse movimento que nos leva para fora, e isso nos dá mais precisão, mais sinceridade.

No entanto, embora atualmente haja uma divulgação crescente dos benefícios da escuta corporal, a experiência me mostra que ela é pouco conhecida entre nós. Se não ouvimos o corpo quando ele nos fala, ele pode elevar a voz. Lembro-me de um flautista de uma grande orquestra europeia que saiu do palco no meio de um concerto. Ele não conseguia mais tocar, seus dedos não lhe obedeciam, ele "os sentia, mas não conseguia mexê-los". Quando o interroguei, ele me contou que fazia um ano que não parava de olhar para o relógio quando estudava seu instrumento, sozinho ou na orquestra. Vivia cansado o tempo todo. Como não dera atenção aos sintomas, porque nem imaginava que pudesse estar infeliz fazendo música, seu corpo acabou reagindo e falou claramente: "Não quero mais fazer isso, não posso mais".

Durante a consulta, ao deixar o cansaço invadir cada articulação de seus dedos, sentindo profundamente o peso das mãos exaustas, ele entendeu a mensagem e admitiu que estava em transição: "É o fim dessa música, mas não da música", disse ele, arrasado, mas já um pouco aliviado. Ele aceitou a situação e retomou os concertos, enquanto se preparava calmamente para os novos projetos que já visualizava. Anos depois, saiu da orquestra e passou a dar aulas de flauta para crianças carentes. Ao adaptar seu corpo às suas necessidades e se afastar do *burnout* que o rondava ameaçadoramente, uma nova vida se abriu para ele.

O mesmo não ocorreu com um dos pacientes de Adrian, que, por motivos particulares, acabou cortando os laços que tinha com todo o seu universo. Era um executivo na faixa dos 40 anos que trabalhava em uma grande empresa do ramo financeiro. Alto, elegante, seguro de si, ele acabara de ser promovido (e queria ter sucesso no novo cargo). Nunca fracassara na carreira e escalara todos os degraus até chegar a essa promoção. Embora não fosse esse seu objetivo inicial, deixou-se seduzir pela espiral do "cada vez melhor, cada vez mais".

Esse rapaz chegou ao consultório do meu amigo totalmente arrasado, quase com depressão. Adrian começou a analisar a vida dele. A empresa onde trabalhava, que estava em reestruturação, seguia as regras vigentes hoje em dia: otimização, excesso de hierarquização, tensões relacionais para manter os funcionários sob pressão. Por ocasião de sua promoção, fora nomeado também o seu superior imediato, que logo procurou se impor.

Ao longo dos meses, os objetivos haviam se tornado descomunais, impossíveis de realizar. O balanço anual do paciente era catastrófico. Aos poucos, suas atividades começaram a se restringir ao trabalho. O resto – amor, família, amigos, esporte – foi deixado de lado. Um belo dia, mergulhado em uma pressão cada vez mais crescente, ele teve uma crise e ficou à beira de um *burnout*. Ao analisar a fundo os problemas do rapaz, Adrian conseguiu identificar as verdadeiras causas de um estresse tão destrutivo naquele homem de valores rigorosos. Ao estudar outros aspectos da vida dele, descobriu uma paixão antiga e real pela história, particularmente pela Idade Média, e em especial pela lenda do rei Artur. Adrian viu aí uma oportunidade, e durante as sessões os dois começaram a restabelecer os valores da cavalaria na vida do paciente, dos quais ele se afastara devido ao estresse – a honra, o código de honra, a lei, a regra, o respeito, a obediência (e daí a desobediência). Quando sofremos um *burnout*, perdemos tudo; no caso desse homem, tratava-se de seus valores. Também perdemos as competências adquiridas ao longo do tempo, tudo fica estranho, confuso. Nada mais parece ter sentido, não temos mais base nem apoio. Então precisamos, lentamente, nos situar de novo na vida, reencontrar a confiança, resgatar aquilo que nos caracteriza e que nos torna únicos. O melhor tratamento que Adrian "prescreveu" não foi nem antidepressivos nem ansiolíticos, mas sim a paixão do paciente pela cavalaria e pela história. Meses mais tarde, o rapaz recuperou seu cargo. No entanto, depois de ter se reintegrado no mundo profissional e conquistado a liberdade, ele enviou um *e-mail* a Adrian contando que mudara de vida: agora trabalhava em um parque de diversões cuja temática era a Idade Média.

É importante lembrar que, quando uma pessoa sofre um *burnout*, nem sempre consegue voltar para o emprego original. Isso é quase impossível: porque a empresa não altera seus padrões, porque o organograma não pode mudar, porque a companhia não tem como lhe oferecer outro cargo semelhante ou porque a ferida sofrida é séria demais. O fato é que alguns indivíduos nunca se questionam e revelam uma total falta de humanidade.

Foi o caso de outro paciente de Adrian. Era jovem, com 28 anos, dinâmico e trabalhava em um banco. Um belo dia, sua voz sumiu; ela ficou, literalmente, apagada. Seus ombros, o tórax e a garganta estavam tão contraídos pelo estresse imposto pelo chefe que as cordas vocais se recusavam a funcionar. É um sintoma bem desagradável, mas havia outro mais grave: a garganta estava tão fechada que ele mal conseguia se alimentar. Sussurrando, ele disse a Adrian que se recusava a ficar parado, mas aceitava ajuda. Esse desconforto, chamado *globus faringeo*, é um sintoma psicossomático inexplicável que não causa nenhuma lesão nos órgãos vocais, digestivos ou respiratórios, mas provoca perda de peso e exige vários exames invasivos. O tratamento com Adrian permitiu ao rapaz retomar a dança, antiga paixão, que abandonara por falta de tempo e de energia. Segundo Adrian, não havia necessidade de prescrever complementos alimentares ao paciente; a sensação de fadiga e a perda de apetite se resolveriam naturalmente com a prática de exercícios físicos. Quando o jovem passou a dançar com regularidade, seu corpo recuperou o movimento e os sintomas desapareceram. Aos poucos, ele recomeçou a falar e a comer normalmente. Assim que melhorou, sentiu-se livre para se demitir e arrumou outro emprego em seguida. Em seu novo ambiente de trabalho, pressentiu os sintomas de uma nova crise de estresse quando começaram a lhe impor horas de trabalho excessivas, tarefas impossíveis de cumprir etc. Mas já aprendera a lição: dessa vez, tomou a decisão sozinho e deixou a empresa antes de terminar o período de experiência. Suas defesas se mantiveram firmes.

A pressão exercida pela vida profissional, cujo lema é acelerar sempre, muitas vezes tem um único objetivo: o de fazer do indivíduo uma ferramenta de produção. Essa tensão é a grande responsável pelos males dos dois últimos protagonistas. Mas as causas de seus desconfortos são múltiplas e talvez estejam ligadas ao próprio funcionamento da sociedade. Pode ocorrer também que o responsável seja o indivíduo em questão.

Lembro-me do caso de uma mulher que era uma das sócias-diretoras de uma companhia e sempre fazia viagens de negócios. Sua função era comercializar acordos no mundo inteiro com os melhores hotéis, onde empresários e executivos pudessem se instalar em suas viagens ao estrangeiro. Ela tinha um salário extremamente alto, só vivia em palacetes, mas sofria com as mudanças de fuso horário e com "a pressão constante a que era submetida". Um dia, quando estava confortavelmente acomodada na primeira classe, sentiu um mal-estar e precisou de cuidados urgentes no desembarque. Depois disso, ficou de licença médica por um ano. A companhia lhe ofereceu um cheque mirabolante para evitar qualquer discussão, e ela se demitiu. Um ano mais tarde, ela montou a própria empresa e logo voltou a experimentar os mesmos problemas. Seu psiquiatra lhe receitou antidepressivos, que não surtiram efeito duradouro. Então ele sugeriu que ela me procurasse para complementar o tratamento. Propus à moça o que chamo de *reposologia ativa*, com horários para dormir, jantar e fazer uma coisa que ela não conhecia – nada – por dez minutos, depois vinte, trinta, várias vezes por dia. Apenas ficar sentada no sofá, sentindo a maciez do tecido, desfrutando o frescor do piso de mármore sob os pés descalços. Ela também eliminou alguns hábitos ruins, como não ter tempo para apreciar o que fazia ou engolir tudo o que lhe caía nas mãos (sobretudo doces e álcool). Aos poucos, progressivamente, essa mulher deu adeus ao *autoburnout* e recuperou sua vida. Não mudou de profissão, porque adora o que faz, mas trabalha de forma bem diferente.

Essa mulher vivia repetindo os mesmos erros, ano após ano. Ao mudar a temporalidade dos acontecimentos, criar espaços de tranquilidade e de repouso, ela estabeleceu o recuo necessário para avaliar todas as coisas que a consumiam.

Assim como essa paciente, que reprisava um padrão que não lhe convinha, muita gente costuma viver e reviver as mesmas cenas... na mente. Quando acontece algo desagradável, tendemos, no auge da emoção, a ficar remoendo-o, ruminando-o, chegando até a interpretá-lo, como faz o artista ao se apropriar de uma obra. Descobrimos em nós talentos "cinematográficos" inesperados; fazemos um filme com o fato ocorrido e ficamos vendo-o diversas vezes através de um caleidoscópio que nos oferece uma infinidade de versões: devia ter dito isso, devia ter feito aquilo, devo ter mesmo cara de idiota, e esse é, de fato, um personagem horrível... Anos atrás, quando passei por essa situação, eu "refazia o filme" à maneira de Spielberg. Depois me obrigava a recriá-lo de outra forma, tentando inverter os papéis, agredir o bandido. Isso me deixava cada vez mais irritado e nervoso, a ponto de cair de cansaço sem conseguir dormir.

Tudo mudou quando modifiquei minha postura. Ainda continuo a reproduzir o filme, mas à maneira de David Lynch, não hesitando em revisitar com audácia e com os mesmos personagens a mesma história. O fato de imaginar uma situação alternativa, em que a pessoa incriminada dá uma versão diferente da que ouvi – situação bem improvável, mas particularmente sedutora –, me fez atentar para uma coisa fundamental: a realidade não é sempre como imaginamos, e podemos tingi-la de outra cor. Além disso, observei em alguns pacientes uma mudança interessante que eu não notara na primeira abordagem: ao imaginar essa história alternativa, eles conseguiam agir de outra forma diante daquilo que consideravam uma brincadeirinha sádica. Passavam a sorrir, a baixar os ombros para aliviar a postura defensiva e a levantar a cabeça, parecendo mais serenos ou indiferentes.

Nesse caminho que leva cada vez mais à exaustão, há outra disposição que devemos assumir: a responsabilidade, ou, pelo menos, o compromisso. Quando recusamos que os outros dirijam nossa vida, o que pode levar a um rumo inadequado para nós, conseguimos recuperar a mobilidade e vencer o esgotamento, que surge da fraqueza e dos maus hábitos. Temos a responsabilidade de liberar o corpo e os pensamentos. E também de reavaliar tudo o que nos rodeia: aquele superior hierárquico talvez não seja um demônio; aquele colega certamente não nos atormenta de propósito; o empregado não é escravo; o *freelancer* não tem que ficar disponível o tempo todo.

Se passamos oito, dez ou doze horas por dia sofrendo e nos desgastando no trabalho, é hora de buscar uma solução. Precisamos voltar a respeitar nossos desejos, perceber nossos sentimentos e priorizar nossos interesses em vez de viver sempre atrelados à atividade profissional (quer sejamos empregados, empresários, independentes ou profissionais liberais). Só assim conseguiremos impor um distanciamento benéfico, quando necessário, entre nós e o ambiente de trabalho. Então resgataremos a energia espiritual e a saúde do corpo, seja no dia a dia, seja a longo prazo, e traremos uma nova dinâmica para a vida em todos os aspectos – porque, como sabemos, uma existência não se compartilha sem abertura.

Para recobrar o ânimo, precisamos de tempo para relaxar e ficar em silêncio. Nessa quietude, a imaginação e a criatividade, bem-vindas em todas as atividades profissionais, poderão recuperar seu lugar. Ao nos abrirmos à própria fadiga, ouvindo-a sem restrições, aprendemos a nos poupar. Por isso, é fundamental captar os alertas do corpo quando estamos tão exaustos que nem o descanso de fim de semana é capaz de nos aliviar. Precisamos aprender a descansar da fadiga e também na fadiga. Apoiar-se nela no dia a dia. Esse controle da nossa energia e do tempo de repouso traz grandes benefícios, para usar um termo bem-aceito no mundo profissional.

Usando uma metáfora, é possível situar esse benefício no espaço em branco que envolve um ponto preto desenhado em uma folha limpa. Esse espaço representa a liberdade que nos é oferecida e que muitas vezes negligenciamos sem perceber. Quando não o notamos, ficamos estressados e presos no contorno desse pontinho preto. Felizmente, nem tudo está perdido. Podemos voltar a habitar a página inteira simplesmente encontrando tempo para olhar o contorno do ponto e o espaço à sua volta: isso nos permitirá reinvestir nos momentos que nos pertencem.

FOCO

Quais sintomas devem alertá-lo?

Atualmente, o *burnout* é uma patologia bastante difundida, uma vez que, nos últimos anos, aumentou muito o número de pacientes com problemas relacionados ao trabalho. Mas esse distúrbio clínico-psicológico é estudado desde os anos 1970. A primeira pessoa que utilizou o termo foi um psicólogo americano, Freudenberger, que teve uma profunda depressão após um período em que se dedicou exaustivamente a uma instituição de caridade, além de trabalhar com os pacientes no consultório. Mais tarde, essa síndrome foi analisada com cuidado e descrita mais precisamente.

O distúrbio tem quatro fases principais. A primeira é chamada de "antessala", ou "*burn-in*". Costuma afetar as pessoas que têm ideais elevados, amor ao trabalho, ambição empreendedora, uma profissão muito interessante (nem todo mundo atua em uma atividade fascinante), horários estendidos e/ou grandes responsabilidades. O fogo está latente, vai se intensificando devagar. Durante essa fase, o empregado, supermotivado, esforça-se ao máximo. A vida profissional começa a invadir sua prática esportiva, o lazer, as relações sociais.

Após esse investimento crescente, do qual a pessoa não se dá conta, o corpo passa a reclamar. Essa é a segunda fase identificável, o surgimento dos sintomas físicos: dores na cabeça, na barriga, na coluna, nas articulações ou sintomas mais expressivos, embora mais raros, como o *globus*. O corpo sofre. Os sintomas clínicos e psíquicos se misturam: fadiga moral, banalização do esforço, depreciação de si próprio, sensação de despersonalização e de desrealização (como se vivêssemos em um filme), angústia, sensação de não ser reconhecido como deveria.

Se não interromper esse fluxo, a pessoa passará para a fase seguinte: a do *burnout* propriamente dito. Ela sente uma aflição terrível só de pensar em trabalhar, ver seus superiores hierárquicos e fazer qualquer coisa. Entra em um tipo de depressão que provoca um sentimento de desabar sobre si mesmo, como uma casa que queima por dentro, mas a fachada continua ilusoriamente intacta. O *burnout* é um incêndio que desencadeamos em nossa casa, interiormente, atirando no fogo nossos valores, habilidades e a vida pessoal.

Rapidamente, chega-se à última fase, conhecida como *ruptura*: o recuo é total, é impossível se comunicar com o exterior, levantar-se, sair de si. As ideias lúgubres dão lugar aos pensamentos suicidas, que podem se materializar. Em geral, é nesse estado que os pacientes procuram ajuda. Então, é fundamental afastá-los do ambiente de trabalho. Aí começa o difícil período de repouso e reconstrução, que pode durar vários meses. O tratamento deve ser específico para cada caso, sem padrões predefinidos. O terapeuta ajuda o paciente a liberar suas palavras, a voltar a centrar-se em si mesmo mais do que na profissão e a resgatar lentamente seus recursos por meio da revalorização progressiva dos valores pessoais do paciente. Para reforçar o processo, o médico pode receitar ansiolíticos e/ou antidepressivos. A recuperação é delicada: a pessoa precisa ser acompanhada de perto pelo médico. Ela está, literalmente, em reabilitação, como um esportista que se recupera de uma lesão.

FOCO

Quem deve ser consultado?

Em geral, um *burnout* pode ser identificado, prevenido e diagnosticado por dois profissionais que atendem nas empresas: o clínico geral e o médico do trabalho, que é encarregado da prevenção dos riscos psicossociais ligados ao mundo profissional. Periodicamente, ele deve receber os empregados individualmente e analisar seu comportamento para identificar aqueles com maior possibilidade de ser afetados pelo distúrbio: os ambiciosos, que acumulam grandes responsabilidades; os conservadores, que não são capazes de se opor à hierarquia; os que colocam o trabalho como prioridade na vida; os dependentes, que temem os superiores e assumem uma postura submissa de bom grado.

O médico do trabalho deve levar em conta não apenas a personalidade do empregado, mas também o ambiente em que ele vive: suas condições materiais, humanas e hierárquicas. Infelizmente, a maioria tem que lidar com inúmeras dificuldades: falta de dinheiro e de tempo, baixo reconhecimento etc. Muitos funcionários acham inútil procurar ajuda ou dissimulam os sintomas voluntariamente. Na verdade, se eles forem considerados inaptos para o cargo, o patrão será obrigado a designá-los para uma função à qual se adaptem; mas, se as condições não permitirem, ele terá o direito de despedi-los.

Muitas vezes, o médico do trabalho enfrenta uma situação delicada. Como não pode prescrever um tratamento, precisa se aliar a um clínico geral. Este, por fazer parte do sistema de saúde da empresa, é encarregado de prevenir distúrbios vinculados ao trabalho. Porém, as consultas duram, em média, de dez a doze minutos, que é um tempo insuficiente quando o paciente vem por outros motivos, como enxaquecas persistentes ou psoríase. Se, todavia, o profissional identificar um risco, ou até um caso declarado do distúrbio, poderá se comunicar com o médico do trabalho. Infelizmente, como essa tarefa de prevenção é bastante complexa e aleatória, os empregados recebem o diagnóstico tarde demais, quando já estão na fase de ruptura, destroçados interiormente. Portanto, cabe a eles ficarem atentos à saúde e não hesitarem em procurar um médico se perceberem os sintomas.

2

solidão

A solidão é um dos grandes males da vida moderna. As pessoas em geral não sabem viver sozinhas. Pesquisas sobre o tema revelam que o isolamento forçado leva à depressão, a comportamentos autodestrutivos e à loucura. Basta lembrar de Robinson Crusoé, que, sozinho em sua ilha, buscava todo tipo de contato, ou, como sugeriu Adrian, mais recentemente, de Tom Hanks no filme *Náufrago*, que conta a história de um homem que sobrevive a um acidente de avião e fica em uma ilha deserta por muito tempo. Para lhe fazer companhia, ele desenha um rosto sorridente em uma bola e a chama de Wilson. Da mesma forma, sentir-se sozinho em casa ou em um casamento é um sofrimento constante, terrível. As pessoas que passam por esse problema costumam ter uma sensação de vazio, e o peso do silêncio as deixa arrasadas. Ir a um restaurante, voltar para casa depois do trabalho, cozinhar, ir ao cinema, sair de férias, tudo parece massacrante, complicado. E sempre surge a mesma pergunta: como encontrar o Outro, esse ideal? É um pouco caricatural, mas quem é solteiro cria estratégias para isso: entra em cena, faz cortejos amorosos.

Se estiver em uma relação afetiva e perceber que o parceiro está distante, procura incansavelmente decifrar os motivos que o levaram a se afastar e a evitar sua presença. Isso nos leva a constatar: as pessoas se estressam nessa busca pelo outro e se sentem sozinhas tanto quando não têm parceiro como quando estão casadas. Adrian convive com esse problema no consultório: os pacientes chegam reclamando de dor nas costas, enxaqueca, crises de angústia, falta de ar, insônia, sonolência, depressão etc.; mas, ao investigar as causas dos problemas, ele descobre que geralmente estão relacionadas a um esgotamento emocional.

Uma das origens do conflito é a repetição de fracassos, que se acumulam e, pouco a pouco, produzem mágoas profundas. Essa busca pelo parceiro leva a um estresse físico e psíquico. Uma paciente me revelou sua angústia a respeito disso. Ela conhecera um homem de quem gostou. Após vários encontros, ele a convidou para passar um fim de semana na casa dele, no campo. Alguns dias antes da viagem, ela lhe enviou uma mensagem para confirmar o programa, depois tentou telefonar-lhe. Consultava o celular o tempo todo, na esperança de ver uma resposta, um sinal. Mas ele não respondia, e ela achava que tinha sido ludibriada, mais uma vez. Esse sentimento é muito comum hoje em dia, pois as pessoas se comunicam por meio de aplicativos, fazem planos e compartilham sentimentos rápido demais, e tudo se apaga também em um clique, em um piscar de olhos.

O silêncio prolongado do homem levou minha paciente a concluir que, "como sempre", ela se enganara; "como sempre", ela o afastara por tê-lo pressionado demais. Estava bastante decepcionada, pois dessa vez tentara controlar-se e não o sufocara com dezenas de mensagens. Preocupava-se por ter fracassado de novo na busca de um companheiro e por constatar que seus esforços haviam sido em vão. Então eu lhe pedi que situasse fisicamente sua angústia. Ela apontou para o abdome e disse: "Estou cansada de ter a barriga amarrada". Ao mesmo tempo, tocou-a e apertou-a, como se isso lhe causasse dor. Em seguida, sugeri: "Vou lhe propor uma brincadeira. Imagine que é uma peneira. Agora, sinta essa bola de angústia com as palmas das mãos, no fundo da peneira. Você pode dissolvê-la e fazê-la passar pelos buraquinhos, fluindo como a água. Não tenha pressa". Ela fechou os olhos por um longo momento. Enquanto isso, eu lhe propus, baixinho, que tentasse diluir sua angústia e visualizá-la escorrendo pela peneira. Pouco a pouco, ela relaxou. Os ombros caíram, o pescoço se soltou, a respiração tornou-se mais profunda. Depois de um instante, sua barriga, bem menos tensa, começou a roncar. Quando ela abriu os olhos, seu sofrimento diminuíra e ela se questionou: será que gostaria mesmo de passar o fim de semana com um homem que só queria provocá-la e deixá-la estressada? Ela resolveu ficar em casa, triste, mas aliviada por ter tomado essa decisão sozinha.

O que aconteceu com ela era ao mesmo tempo muito simples e muito complicado: ela tomara contato com a própria angústia, embrenhara-se nela, sentira-a, depois se livrara dela sem o menor esforço, o que, eu admito, é de surpreender. Ao se permitir penetrar em seu sentimento, em sua emoção, encontrou naturalmente uma resposta para a sua pergunta, mesmo que não a tenha formulado. No fim, a moça aceitou se desprender, não daquele homem em particular, mas da tensão que se infligia: "Eu *preciso* ter alguém de qualquer jeito".

Uma das causas principais de desgaste emocional é deixar que a angústia nos domine e nos guie quando estamos sozinhos. Isso pode nos levar a ter atitudes insensatas com as quais não nos identificamos: não sabemos mais quem somos, onde estamos nem para onde vamos. Essas atitudes nos distanciam muito de nós mesmos – e, como diz Adrian, isso é um paradoxo, pois como podemos encontrar alguém se ignoramos quem somos?

Certa ocasião, eu estava jantando com uma amiga próxima. A noite parecia agradável, não fosse o fato de ela passar o tempo todo olhando para o celular. Contudo, nós nos conhecemos o suficiente para eu aceitar seus silêncios e sua dependência de controlar o telefone. Mas o que me surpreendeu foi quando, de repente, minha amiga se levantou e explicou que um "amigo do Tinder" lhe enviara uma mensagem avisando que a esperava! Fiquei chocado, olhando para o prato. Terminei de comer, um pouco confuso, preocupado, e só liguei para ela alguns dias mais tarde, quando não estava mais chateado. Então nos encontramos para um drinque na casa dela. Após se desculpar pelo ocorrido, ela desmoronou na minha frente e confessou que não aguentava mais sua vida. Sabia como era incoerente aquela busca desesperada pelo homem perfeito – com quem ela finalmente construiria um lar e teria um filho – pulando de galho em galho, de desconhecido em desconhecido, pessoas com quem nunca teria a chance de uma relação mais séria. Como já passava dos 40 anos, ela tinha a sensação de "tropeçar no escuro". Todos os seus amigos haviam se casado, constituído família. E ela sozinha, solteira e sem filhos, angustiada por nunca ter sido mãe, pelo alarme estridente do relógio biológico, sufocada pela pressão social e por todas as boas almas que a lembravam de sua idade.

Algumas semanas depois, ela começou a sentir o corpo, a respirar em silêncio, a imaginar outros horizontes, e assim conseguiu controlar sua maratona sexual. Parou com os encontros casuais e com os *sites* de namoro que frequentava compulsivamente. Ao aceitar a ideia de que talvez não pudesse ter filhos, ela se abriu para a vida, analisou sua solidão, sossegou e descansou. Por fim, assumiu novas dinâmicas que antes ignorava e desistiu dos encontros banais, que só lhe faziam mal.

A angústia por não ser mãe levou minha amiga a se afastar de si mesma. Há pessoas que vão além, chegando a se distanciar tanto que dificilmente conseguem voltar. Lembro-me de um paciente de 36 anos que se definia orgulhosamente como um "macho alfa", um "caçador", um "predador". Ele vivia conectado a *sites* e aplicativos de namoro e, sendo dotado de uma beleza estereotipada, marcava uma infinidade de encontros, ao menos um por dia, gabando-se de não se envolver afetivamente com ninguém. Dizia que só o sexo lhe importava e zombava dos amigos que acreditavam no respeito ou no amor. Pouco a pouco, ele começou a andar à deriva. Como os *sites* de relacionamento não o satisfaziam, o homem lançou mão de profissionais, várias ao mesmo tempo. Quando apelou para práticas extremas e passou a ter problemas financeiros, soou um alarme em seu íntimo: "Algo está errado comigo, não consigo me controlar". Certo dia, eu lhe perguntei o que gostava de fazer além de sexo. Depois de pensar muito, ele confessou: "Gosto muito de velejar". Nunca havia levado ninguém ao seu barco, e, quando lhe sugeri que pensasse no assunto, ele disse que nem sequer cogitava essa possibilidade. Era um buraco negro, opaco. Na verdade, o veleiro era o último lugar onde ele se permitiria uma emoção, e ele a havia compartimentado, literalmente, no fundo do porão. Sua vida começou a mudar quando ele conseguiu convidar alguém para acompanhá-lo no mar, mas isso só depois de muitos anos de tratamento.

Sob a pressão de seus pesadelos e angústias, tanto minha amiga, com seu relógio biológico, quanto esse homem, com seus desvios sexuais, se distanciaram de si mesmos, esgotando aos poucos seus recursos. Adrian atendeu uma jovem que foi mais longe ainda: ela se recusava a ser ela mesma, ignorava-se, anulava-se. Em vez de respeitar seus desejos, preferia se fundir em outra pessoa, imitando-a em tudo. No início, procurou ajuda porque tinha dores de cabeça insuportáveis e uma fadiga persistente. Ela era americana e vivia em Paris. Muito charmosa, na faixa dos 30 anos e com uma carreira sólida, havia se apaixonado por uma italiana com quem tivera um breve caso amoroso. Após o rompimento, elas mantiveram contato pelas redes sociais. A italiana ficava *online* o tempo todo e postava uma infinidade de fotos dela na praia, em jantares exóticos e festas da alta sociedade. A paciente de Adrian não conseguia evitar de seguir as atividades da ex e sentia inveja daquela realidade, que, por ser totalmente virtual, não lhe permitia um contato direto. Um dia, a moça finalmente confessou a Adrian: "Ela tem a vida com a qual sempre sonhei!". Estava aí a raiz do problema: a italiana se tornara a imagem idealizada. Na verdade, a jovem americana era bem discreta, tranquila, e não gostava muito de sair à noite, mas não admitia isso: queria ser como a italiana, luminosa, despreocupada e leve. Depois de alguns meses de tratamento com Adrian e de consultar vários terapeutas, ela se desapegou. Com o tempo, acabou se afastando daquela imagem virtual e assumindo suas preferências: deu adeus às noitadas intensas e às viagens de impulso.

Voltou a ter uma vida *normal*, sem nenhum fantasma para dirigi-la, e com isso suas dores de cabeça diminuíram. No fim, a experiência dessa mulher nos ensina que devemos explorar nossos talentos e aceitar nossa maneira de ser, em vez de nos espelhar em modelos aos quais não nos adaptamos.

Assim como essa americana, há muita gente que decide assumir uma identidade fantasma no lugar da real. Para se ter uma ideia, basta dar uma olhada nos *sites* de relacionamento e nas fotos e vídeos das redes sociais. Em um mundo onde as pessoas se cruzam sem se ver, onde uma palavra ou um sorriso podem significar uma agressão potencial, há os mais diversos tipos para todos os gostos: heterossexuais, *gays*, idosos, *nerds*, vegetarianos, casados, solteiros etc. Como a maior parte do tempo não temos contato pessoal, as redes sociais tornaram-se, para muitos de nós, a única maneira de manter um relacionamento: depois de um longo dia de trabalho, acomodamo-nos no sofá, com a televisão como único interlocutor.

Portanto, a princípio, é uma boa ideia se inscrever em um *site* de namoro ou algo semelhante. Há quem afirme ter iniciado ótimas relações amorosas ou de amizade apenas com uma curtida ou um *follow*. Para saber mais sobre o assunto e não ter preconceitos, resolvi verificar como funcionam as diferentes ofertas. Durante quinze dias, li alguns "perfis" dos *sites*, ou seja, os textos pessoais de apresentação. Depois me inscrevi em um deles e descobri, surpreso, que muita gente adorava a leitura informativa sobre a Ásia, bem como exposições de fotos e caminhadas nesse continente. Nas horas em que naveguei nesse *site*, trocando mensagens com as pessoas que encontrava, aprendi que, se não formos sinceros uns com os outros, isso poderá ser tão contraproducente como frustrante e aumentar nosso desânimo diante da solidão. Quando nos descrevemos como mais bonitos, mais magros, mais inteligentes ou mais esportivos do que somos na realidade, viramos uma mercadoria e passamos a vendê-la. Então começamos a nos encarar apenas como um produto. E retocamos tanto a nossa vida, o nosso rosto, que acabamos não reconhecendo mais o modelo original. Além de revelarmos baixa autoestima, seremos uma fonte de decepção para aqueles que acreditarem em nós e quiserem encontrar o modelo idealizado que prometemos. O pior é que, mesmo mentindo descaradamente para nós mesmos, esperamos que os perfis que nos atraem sejam sinceros. Isso cria um ciclo de fadiga emocional que não acaba nunca.

Se você já está cansado, física e emocionalmente, de procurar o parceiro ideal, dou-lhe um conselho um tanto bizarro: "Principalmente, não seduza, não marque encontros, é proibido!". Talvez isso pareça piada, mas o objetivo também é esse. E, quando me olham com ar cético, insisto: "Ao se encontrar com uma pessoa desconhecida, contatada em um *site*, por exemplo, procure conhecê-la primeiro, em vez de tentar seduzi-la". Por quê? Porque assim poderá, antes, expressar sua sinceridade e depois, se for o caso, seduzi-la. As redes sociais têm a vantagem de conectar um número infinito de pessoas, e cada uma tem uma história para contar. Nós podemos aproveitar essa riqueza narrativa oferecida pela internet para demonstrar um interesse verdadeiro pelos outros, em vez de navegar superficialmente.

Em 2015, um gigante da informática fez uma pesquisa com 2 mil jovens canadenses perguntando quanto tempo de concentração eles necessitavam para avaliar a importância de uma informação obtida pela internet. O resultado: em média, esses internautas revelaram que oito segundos eram suficientes. Como pretendemos encontrar um parceiro *online* se o escolhemos impulsivamente em menos tempo do que meu peixinho leva para dar a volta no aquário? Eu fiz a conta: ele leva nove segundos.

No entanto, isso é válido para todo tipo de encontro, em qualquer ocasião. Por exemplo, se eu estiver diante de várias pessoas desconhecidas, não me imagino passando de uma para outra ou conversando com uma e olhando para outra. Além do cansaço insano que isso provocaria, anularia de antemão qualquer possibilidade de ter um encontro amistoso ou romântico. Procuro, sem me esforçar, ser o mais atencioso possível com quem está à minha frente: escuto suas palavras, seu tom de voz, percebo sua atitude, leio seu comportamento, para captar, se necessário, o verdadeiro ser que às vezes se oculta atrás de uma falsa aparência.

Isso pode perturbar algumas pessoas, mas acho que estou no caminho certo, porque não pretendo enganar nem ao outro nem a mim mesmo. Foi assim que encontrei a pessoa com quem vivo hoje.

Enquanto não estivermos disponíveis para nós e para os outros, atentos às próprias aspirações, ficaremos tentando preencher um vazio, e isso nos deixa exaustos. No dia em que decidimos nos movimentar, abrimos espaço para acolher o outro. Mas isso é uma outra história.

Lembro-me de uma pessoa que conheci em um estágio sobre presença e hipnose. Ela não suportava viver sozinha e queria desesperadamente encontrar um parceiro, "alguém que fosse honesto", para ter uma relação afetiva, e ficou "caçando" durante todo o fim de semana em que estivemos juntos. Obcecada por essa busca desenfreada, que mobilizava toda a sua energia e a angustiava, ela de repente sentou-se ao meu lado e falou, falou, falou até me deixar atordoado, o que parecia ser um de seus hábitos. Estranhamente, sem pensar, comecei a inundá-la com um fluxo ininterrupto de palavras! Ela não conseguia retrucar! A certa altura, perguntei: "Como está se sentindo?", e ela respondeu: "Estou totalmente desnorteada". Mais tarde, contei a Adrian sobre esse episódio engraçado, sentindo-me envergonhado por ter reagido daquela forma. Ele riu e disse: "É simples: você a saturou! E assim a fez vivenciar o mesmo que ela inflige aos outros para seduzi-los, sem censurá-la e sem prepará-la para essa experiência sufocante!". Como eu ficara muito abalado pelo fluxo verbal da moça, instintivamente o devolvi a ela. Trata-se de provocar uma reação no outro fazendo-o viver a experiência, sem precisar explicar. François Roustang, que me ensinou essa forma de hipnose, que qualificou como "ecológica" durante uma de nossas conversas, teria dito: "Isso é hipnose". Abrir o indivíduo ao seu ecossistema, colocá-lo de volta em seu ambiente, ou, mais simplesmente, deixá-lo reerguer-se quando ele está com dificuldades.

O medo da solidão – quando nos impele em direção a alguém e habita nossos gestos e palavras – acaba impedindo que essa pessoa perceba com simplicidade tudo o que somos. De tanto querer agradar, guiados pelo medo, eliminamos toda chance de estabelecer uma relação e de acabar com essa solidão que nos acompanha o dia inteiro.

Pare de querer ser agradável! Essa atitude liberta os tímidos da obrigação de desempenhar um papel, de tentar ser o que não são. Adrian costuma *prescrever* essa ideia na forma de um exercício terapêutico que propõe a alguns pacientes: eles devem sair à noite levando uma receita médica em que está escrito o seguinte: *Você deve puxar conversa com pelo menos X pessoas com a única intenção de conhecê-las, sem tentar seduzi- -las em momento algum.* Essa prescrição dá mais leveza aos pacientes. E, quando se interessam realmente por alguém, emana deles uma sedução natural. Sugiro aos viciados no teatro amoroso que reavaliem honestamente seu perfil nos *sites* de namoro ou que se escutem falando com atenção. Por que não dizer a verdade? Em vez de declarar, de forma talvez um pouco agressiva, que você não suporta os autores russos ou que não tem o menor interesse por fotos artísticas ou de ensaio, dizer simplesmente que gostaria de descobrir alguma coisa sobre você com alguém. E, dessa maneira, ir ao encontro do outro e deixá-lo tomar o seu lugar depois de ambos combinarem que cada um vai ser o que é. É tão relaxante apresentar as coisas como elas são...

Agora façamos uma pausa. Se por acaso você se identificou com alguma coisa do que leu, se reconhece esse sentimento de não assumir a própria identidade, se isso lhe provoca um cansaço nos ombros ou nos joelhos, entre no banheiro com este livro nas mãos. Lembre-se de que, quando escovamos os dentes, em geral pensamos em outra coisa, não estamos totalmente presentes.

Proponho o seguinte: pare na frente do espelho e fique se olhando por um momento. Quando tiver a verdadeira sensação de se observar, vire a página, para ir além da imagem refletida no vidro polido.

"Eu." Repita lentamente, fazendo algumas pausas, a palavra "eu", quantas vezes quiser, para frisar que você está na frente do espelho. Que é você, apenas você, que está lá. "Eu", sem brincadeira. Quando estiver satisfeito, sinta os pés descalços entrarem em sintonia com o reflexo do seu rosto e respire profundamente.

Enquanto respira, sinta que um pouco desse cansaço, de querer fugir de si mesmo ou ser o que não é, escorre pelos seus pés, como o relâmpago pela terra.

Agora, livre de tanta fadiga, tente descobrir algo sobre você, talvez no espelho ou na água que repousa em algum lugar do banheiro.

Talvez você não tenha aceitado minha sugestão de relaxamento. Mas, se quiser, poderá pô-la em prática à noite ou amanhã cedo. Essa proposta de pausa me surgiu intuitivamente durante uma consulta com uma jovem que se detestava. Depois de ouvi-la confessar que odiava a própria presença, eu a levei até um espelho pequeno que havia no saguão do hotel onde nos encontrávamos. Então lhe pedi que contemplasse seu rosto no espelho pelo tempo que quisesse. Isso foi muito difícil para ela, porque só costumava se olhar furtivamente no espelho do banheiro. Ela se evitava ao máximo, havia rompido o contato consigo mesma, com seu corpo e com o reflexo de seus pensamentos. À medida que se concentrava na proposta de se contemplar – o que não foi fácil, demorou bastante –, ela começou a se reencontrar. Embora não gostasse da sua pele, conseguiu enxergar de novo o que havia embaixo dela. Nesse dia, inspirei-me, sem me dar conta na hora, em uma prática de *Kriya Yoga* que eu conhecia chamada *Trataka*. Eu a aprendi em Kerala, na Índia, há mais de vinte anos, quando me iniciei na meditação. Trata-se de olhar para a chama de uma vela sem piscar e deixar virem as lágrimas, e em dado momento fechar os olhos fixando interiormente a imagem remanescente da chama. O objetivo é se situar e abrir uma porta para si mesmo, para a própria meditação. Foi isso que essa moça fez ao se olhar no espelho: ela aceitou se assumir, tirar a armadura, abrir a porta e se encontrar.

Se insisto tanto na necessidade absoluta de nos descobrirmos (no sentido de nos escutarmos e captarmos o que emana de nós) e de nos desvelarmos (no sentido de sermos honestos com o outro) é porque acho que grande número dos casos de fadiga emocional tem origem na incapacidade de aceitar quem somos. Não se trata de nos amarmos, mas de ir ao encontro do que está sob a pele. Porque, cá entre nós: quem se ama verdadeiramente? Para ser honesto, essa questão não me interessa mais. Daqui para a frente, depois de ter feito as pazes com a realidade, a única coisa que me pergunto é: será que estou me enganando? Se eu não for autêntico, se não for sincero, se não me permitir ser eu mesmo, tenho a profunda convicção de que não conseguirei cultivar relações genuínas e deixá-las florescer com o passar do tempo. "Conhece-te a ti mesmo", dizia Sócrates. Quase 25 séculos mais tarde, o pensamento continua atual. Cada um é livre para interpretá-lo como quiser.

Por outro lado, embora a questão de amar não me interesse, aprendi a amar minha companhia. Demorei muito para trilhar esse caminho e me desenvolver interiormente. Há muitos anos sigo por essa estrada sem tê-la procurado. Minha ex-mulher me deixou, e de repente me vi perdido. Eu passara do núcleo familiar, com meus pais, para o núcleo conjugal, sem interrupção. Falar de esgotamento emocional seria um eufemismo perto do que eu sofri. Aos 32 anos, nunca imaginara essa possibilidade. A meditação não havia me preparado para enfrentar tal situação. É claro que minha família e os amigos me ofereceram todo o apoio, mas eu não podia ficar para sempre na casa deles. Então caminhava durante horas à noite, após o trabalho, para matar o tempo. Queria fugir da solidão. Fugir do silêncio que reinava naquela casa vazia, onde eu ainda podia ouvir a voz dos meus filhos e sentir seu cheiro. O cansaço que me envolvia nesse exato momento, ao abrir a porta de casa, era bem diferente daquele que sentia depois de um dia de trabalho. Mas eis que um belo dia, durante uma de minhas caminhadas, algo aconteceu. A cada passo que eu dava, era como se despertasse um pouco mais: percebia tudo à minha volta, sentia tudo, ouvia os pássaros – era primavera –, observava a luz entre as folhas, sentia o vento no rosto. Hoje compreendo que nesse instante eu estava voltando à vida. Entrei em casa, me alonguei, cansado, e senti todas as fibras do corpo despertando, uma após a outra. Fui tomado por uma forte sensação que se propagou dos pés à cabeça e… eu estava lá. O silêncio pesado da casa se amenizou e tornou-se uma promessa. A tristeza havia passado. A energia vital voltara.

Então pude dar valor ao presente que minha ex-mulher me deu ao me deixar: a solidão. Voltei a cozinhar e a ter prazer em comer. Pintei a casa, recomecei a tocar piano, a ouvir música e a compor. Logo acabei me encontrando, e esses momentos que passava sozinho, fazendo o que gostava sem nunca me cansar da minha companhia e sem temer o tempo, se tornaram essenciais.

Muitas pessoas dizem que não se amam. Mas poucas vão em busca daquilo que as define e que só pode ser encontrado quando assumimos a solidão e abandonamos toda expectativa, toda fantasia de ser quem não somos. Essa fuga de si próprio, esse medo de não ser aquilo que esperamos, mas também de ser o que realmente somos, levam o indivíduo a se sentir fracassado. Procuramos desesperadamente ser amados por alguém que nos oferece uma ausência de si mesmo e uma presença às vezes invasiva. Então surge a pergunta inevitável: como podemos esperar ser amados se nem sequer tentamos nos interessar por nós mesmos? Quando Adrian, por sua vez, passou pela experiência da separação, constatei, ao acompanhá-lo na descoberta da solidão, que ele também descobria novos horizontes.

Muitos solteiros ou recém-separados recorrem ao provérbio "Antes só do que mal acompanhado" para se consolarem. Mas isso significa que é preciso aceitar o fato de estar só. Realmente só. Por isso, sugiro às pessoas que se dizem tristes e angustiadas por estarem solteiras que empreguem seu tempo. Façamos um balanço das suas atividades da semana. Em geral, é mais ou menos assim: "Na segunda-feira, você foi ao cinema. Na terça, tomou um drinque com um amigo, depois começou a ver a temporada 6 do seriado tal... Na quarta, foi para a academia e assistiu ao episódio 8. Na quinta, teve um jantar. Na sexta, academia de novo e episódio 12. No sábado, recebeu uns amigos em casa. E, no domingo, viu televisão. Portanto, a única vez que ficou só foi no domingo à noite, mas sempre envolvido nas telas!". É claro que entendo o que as pessoas sentem quando reclamam da solidão. Mas a verdade é que o excesso de atividade as afasta delas mesmas. Minha sugestão é a seguinte: Saia sozinho no fim de semana, tire uma semana de férias sozinho e veja o que acontece. Esse é um exercício bem difícil. Uma moça, seguindo meu conselho, foi viajar para Sevilha em um fim de semana prolongado. No sábado de manhã, ela me ligou em prantos dizendo que era muito doloroso enfrentar sua solidão e que queria voltar para casa. Eu a aconselhei a fazer um passeio pelo rio Guadalquivir, apesar do calor, e ir até a Puente del Cachorro, que leva ao antigo local da Exposição Mundial de Sevilha. Lá, depois de uma longa caminhada sob o sol implacável, ela poderia se sentar e descansar na sombra. Ao voltar, ela me contou: "Fiquei contemplando a água que fluía sob a ponte e, estranhamente, não senti mais o tempo passar. Aos poucos, fui percebendo o cansaço ir embora. Não me importava mais o fato de ser sozinha enquanto todo mundo parecia ter um parceiro. Durante o resto do fim de semana, fiquei andando tranquilamente, sem pensar em nada". Minha paciente achava que havia passado o fim de semana sozinha, mas, na realidade, ela ficara consigo mesma. E mais tarde, sem esperar, ela conheceu um homem bem diferente daqueles com quem se relacionara antes.

Porém, é claro que essa experiência não beneficia apenas os solteiros. Recomendei exatamente a mesma coisa a uma amiga da minha mulher que era casada e investia tanto na relação que o marido se sentia sufocado, exausto. Ele tinha necessidade de ficar sozinho de vez em quando, e ela, ao contrário, não conseguia se afastar dele nem por um minuto. Então, ela foi passar um fim de semana sozinha e, como previsto, também se angustiou nas primeiras horas. Mas conseguiu superar a ansiedade e decidiu que viajaria sozinha uma vez por ano. Isso a ajudou a restaurar a energia e o dinamismo do casamento. Ao se dar liberdade, ela ofereceu liberdade ao marido e à relação.

Essa experiência de explorar a solidão para se encontrar, para resgatar a própria identidade, não deve ser vivida apenas uma vez. Temos que estar atentos o tempo todo ao que somos, ao que sentimos, para que, quando nos perdemos no fluxo do cotidiano, possamos voltar para dentro e descansar realmente. Para aliviar a tensão e restaurar o equilíbrio, não há nada melhor do que fazer uma pausa. Eu, por exemplo, consigo isso andando rapidamente pela rua. Depois me sento em um banco, em algum lugar mais animado. E fico parado observando os outros, que, por sua vez, me ignoram. É bem interessante curtir a solidão sem pressa no meio de uma multidão: as pessoas estão bebendo com os amigos, rindo e falando alto enquanto estamos sozinhos. Nesse momento, começo a observá-las e elas acabam se fundindo em uma nuvem obscura, onde permaneço como uma pedra. E espero. Espero até ter a impressão de desaparecer, de ser um fantasma, como todos aqueles que se lamentam da solidão. Ninguém me enxerga mais. E, no entanto, eu estou ali. Pouco a pouco, vou voltando a ter consciência do corpo. Não sou mais transparente. Então me torno uma daquelas pessoas. Sinto que estou em todos os lugares, não como um super-herói, mas como se estivesse em contato com tudo ao meu redor, com todo *esse mundo de sussurros*. Sou parte da vida novamente. Quando me levanto, estou refeito. E disponível, como se fosse o primeiro dia do resto da minha vida, esse dia em que, após uma longa caminhada, me sentei, exausto, para depois renascer.

Esse encontro consigo mesmo é indispensável para sustentar o relacionamento com o parceiro, principalmente no casamento. Porque o esgotamento emocional não desaparece quando arranjamos um companheiro. Ao contrário, o dia a dia desgasta o amor e pode exaurir toda a energia, o desejo, a motivação. Uma amiga sexóloga me dizia que, em geral, a fadiga de um casal é medida por sua atividade amorosa, sexual. Um casal que está bem faz amor. Um casal estressado, com o tempo, vai para a cama só para dormir. Mas, com a vida agitada que temos hoje em dia, sei como é difícil encontrar tempo para se entregar ao desejo amoroso, pois precisamos administrar a profissão e a logística familiar. O estresse cotidiano pode acabar com a libido: quantas vezes deixamos de fazer sexo para arrumar a cozinha, terminar um trabalho quando as crianças adormecem ou dormir um pouco mais? Ocasionalmente, surge uma dor de cabeça ou de barriga, falsa ou verdadeira, mas usar essa desculpa com frequência acaba desgastando a relação. Passam-se dias, semanas e meses e nada acontece na cama.

Quando alguém me questiona sobre o assunto, recomendo a leitura de um livro milenar, o *Kama Sutra*. A ideia central da obra é não deixar desmoronar o ardor do início da relação. Se isso acontecer, podemos surpreender o outro para reacender a paixão. Sugeri o seguinte a um casal de amigos que passava por esse problema no casamento: "Talvez vocês possam tentar, primeiramente, voltar às preliminares. Lembrem-se da época em que as pessoas trocavam olhares que arrepiavam, em que a simples respiração do parceiro produzia uma sensação de frescor. Voltem no tempo por um instante. Entrem no quarto e deitem-se na cama, em silêncio ou com uma música de fundo. Acendam uma vela ou diminuam a luz do abajur. Olhem-se calmamente, escutem sua respiração, sintam sua presença e o calor que emana do corpo de cada um. Comecem a se tocar e vejam o que acontece". Isso desperta a vida que une o casal. O *Kama Sutra* é isso: o despertar da vida. É um texto sem nenhuma ilustração, onde apenas um capítulo fala sobre posições sexuais.

Lembro-me de uma mulher elegante, um pouco gorda, que não conseguia retomar sua dieta. O doutor Indulal, do hospital aiurvédico de Coimbatore, na Índia, que me orientou muitas vezes sobre a questão da fadiga, afirmava que, segundo algumas interpretações do aiurveda, o sexo e a alimentação são dois pilares fundamentais que sustentam nosso equilíbrio. Evidentemente, a mulher não sabia disso e ficou bastante admirada quando lhe perguntei sobre sua sexualidade. A resposta dela não me surpreendeu: "Não tenho atividade sexual há muitos anos". A rotina e o tempo haviam desgastado seu casamento e, mesmo se amando e vivendo em harmonia, os dois conviviam como amigos. Sugeri a ela que lesse o *Kama Sutra* para se inspirar, pulando a parte que fala sobre as posições sexuais. Três semanas depois, voltamos a nos encontrar. Ela tinha lido tudo, é claro. "É maravilhoso, estamos vivendo a segunda lua de mel! Fazemos loucuras como um casal jovem!", disse ela, esfuziante. Porém, não tinha perdido nem um grama de peso, e depois conversamos sobre cozinha, refeições românticas e comidinhas leves para um jantar à luz de velas. Três meses mais tarde, quando a reencontrei, não pude deixar de comentar: "Mas você derreteu! Está fazendo dieta?". Ela me olhou, assustada: "Ah, é? Nem tinha notado", e mudou de assunto. Havia recuperado o equilíbrio, e isso a levara a emagrecer.

Em geral, o quarto de dormir é o lugar preferido para as atividades amorosas, que resultam em uma fadiga boa. Mas, por mais estranho que pareça, é também o local preferido para a exploração de uma fadiga ruim, proveniente das discussões que começam na hora de dormir e que só servem para esfriar qualquer desejo sexual. Para evitar isso, minha mulher e eu decidimos usar o quarto apenas para fazer amor e dormir, banindo do ambiente até o telefone. Embora essas regras sejam difíceis de pôr em prática, e mais ainda de manter, trata-se de uma decisão libertadora. E, quando um insiste em discutir problemas ou contar algo inconveniente – nós não somos perfeitos –, o outro dorme! Minha esposa já sabe muito bem que não é para me distanciar dela ou para rejeitá--la que tomei essa iniciativa, mas, ao contrário, para proteger nosso casamento.

Como diz o ditado: no casamento, devemos resolver os problemas que não teríamos se fôssemos sozinhos. Quando uma discussão se transforma em uma briga interminável, recomendo aos pacientes que não durmam, mas enfrentem a situação, ouvindo o parceiro atentamente, mas fora do quarto, é claro. Àqueles que costumam insistir na mesma tecla, "É sempre assim, não adianta nada falar com você", proponho a experiência seguinte. É tarde, você está na cama, pega o livro que interrompeu na véspera e que está ansioso para terminar, quando o parceiro lhe diz: "Preciso falar com você". Você suspira: "Não podemos deixar para amanhã?". Não, é óbvio que não! Então o outro toca em um assunto irritante e as coisas começam a esquentar. Uma reclamação atrás da outra, a eterna ladainha. Você sai do quarto, mas nesse dia... o outro resolve segui-lo. Isso acontece, todos sabemos. Então o que fazer quando já estamos exaustos só de pensar que não podemos dormir e no dia seguinte o trabalho será duro no escritório, quando o tom da voz do parceiro pesa como chumbo? Cale-se e continue assistindo a uma peça que já sabe de cor. Procure ouvir o som das palavras do outro, e não seu significado – esse você já conhece. Ponha a mão sobre o estômago para digerir as palavras, para guardar apenas o significado da queixa que é expressa. Quando o parceiro estiver com a boca seca de tanto falar, começando a ficar quieto e cansado, proponha a ele para refletir sobre o assunto e adiar a discussão para outro momento em que estejam menos estressados e consigam chegar a um acordo. Começar uma briga quando estamos cansados só leva à exaustão. Nervoso, incapaz de conciliar o sono, você acabará se angustiando por estar destruído no dia seguinte e ruminando a própria raiva. Portanto: *hypnosate*, ou seja, durma, em grego.

Pela minha experiência, já constatei que nem sempre é melhor voltar ao assunto logo na manhã seguinte. Como estamos cansados, é bem provável que recomecemos a trocar palavras ásperas e cheguemos tensos ao trabalho, podendo traumatizar um colega com atitudes não muito amáveis. Mais uma vez, espere, dê tempo ao tempo para as coisas se assentarem, assim poderá descontrair e visualizar novas perspectivas e soluções. Mais tarde, vocês podem aproveitar a noite para fazer algo que os envolva totalmente, de preferência a dois, e que exija pouca conversa, como ver um filme ou ouvir música. Dali a dois dias, quando estamos mais abertos e receptivos, surgem naturalmente as soluções para os problemas que pareciam tão complicados. E se a discussão voltar à tona, porque não conseguimos resolvê-la, ainda temos outras opções: mudar de atitude, parar de temer ser derrotado e desistir da ideia de ganhar de qualquer jeito. Quando saímos do campo de batalha, surgem novos caminhos e resultados, e assim poupamos energia para a reconciliação, se for possível.

* * *

Aproximar-se do companheiro, com sinceridade e simplicidade, é uma tarefa bem mais difícil do que parece. O impulso de partir e a vontade de preservar o laço que nos une à nossa *alma gêmea* também são, por natureza, fontes de fadiga. Qualquer caminho que visualizamos parece tortuoso, muito longo ou íngreme demais. Caímos e nos ferimos, cansamos de andar, de caminhar sozinhos antes de decidir conquistar o outro. Mas essa exaustão, que resulta de buscar a própria origem, evita que sejamos dominados pelo outro e que ele se sinta orgulhoso com isso. Assim não nos cansamos em vão, não cansamos o outro e ele não nos cansa. É uma fadiga boa, não devemos mais temê-la, pois poderá ser uma nova fonte de dinâmica para sustentar nossos relacionamentos, não só o conjugal como também o familiar.

FOCO

Os feromônios

Atualmente, temos facilidade para garantir nossas necessidades vitais, ao passo que nossos ancestrais precisavam se esforçar muito para encontrar comida, bebida e condições para sobreviver. Diante disso, como é possível que algumas pessoas se desgastem tanto "caçando" um parceiro amoroso, seja por um dia ou para a vida toda, a ponto de se sentirem esgotadas, desesperadas? Apesar de toda a nossa evolução e da civilização moderna, ainda agimos, em muitos aspectos, como animais primitivos, movidos pelo instinto e pelo inconsciente. Às vezes acreditamos ter controle sobre nossos encontros nos *sites* de namoro, mas então por que nos estressamos tanto para conquistar um companheiro? João encontra Maria, que é parecida com Ana, sua ex. Seus amigos perguntam a ele por que sempre acaba escolhendo o mesmo tipo de mulher. Como explicar a preferência de Joana por homens morenos, de Natália por homens fortes e de Sofia por homens magros? Nossos instintos mais primitivos, como o de buscar outro indivíduo para perpetuar a espécie, são regidos por mecanismos que escapam à nossa consciência. E, curiosamente, só quando comentamos com Joana sobre sua preferência por morenos é que ela se dá conta disso: "Ah, é, você tem razão, nunca tinha prestado atenção nesse detalhe".

Talvez os responsáveis por esse comportamento sejam os feromônios, substâncias químicas inodoras secretadas por nós na região das axilas, da zona perineal e do peito. Durante muito tempo se questionou sua existência e funcionalidade, mas pesquisas recentes revelam o contrário: esse sistema está, sim, em atividade. Liberados no ar, esses hormônios são captados pelas pessoas ao redor graças ao órgão vomeronasal (um órgão primitivo localizado no fundo do nariz, perto do cérebro) e são conectados às regiões profundas do cérebro, onde fica a fonte das emoções. Durante a evolução do mundo, nossa atividade de feromônios foi se atrofiando pouco a pouco, mas eles continuam ativos na relação mãe-filho e produzem o reflexo de sucção no recém-nascido quando ele sente os seios da mãe, o que permite a sobrevivência do homem. Em algumas espécies animais, eles ainda indicam se a fêmea está no período fértil, mas nos seres humanos seu papel é simplesmente favorecer uma atração, uma preferência por um ou por outro, não mais do que isso.

E, quando encontramos uma pessoa que nos atrai e que também retribui essa atração, o que nos leva a querer vê-la, revê-la e passar o resto da vida com ela? O corpo, mais uma vez, nos manipula silenciosamente. Ao associar ao prazer certas ações essenciais à sobrevivência, ele nos dá a motivação necessária para consegui-las. Esse é o "sistema da recompensa". Por exemplo, comer, dormir, fazer esporte, cuidar das crianças, fazer amor ou ter um relacionamento. Toda "boa ação" que dirigimos a nós mesmos leva à secreção de dopamina em uma área profunda do cérebro, o que produz a liberação de serotonina e endorfinas, hormônios do prazer. O resultado é um aumento de energia, uma euforia, sensação de sucesso, de força, de estar em forma. Esses sintomas podem ser reproduzidos de maneira falsa por drogas viciantes: uma substância química, como a nicotina (tabaco) ou os opioides (heroína, medicamentos à base de codeína), dá uma informação errada ao cérebro e permite a ativação da recompensa sem ação positiva sobre o organismo. Um comportamento prejudicial será interpretado como prazer: absorver alcatrão e nicotina, drogar-se, tomar bebidas alcoólicas além do limite etc. Pior ainda, o efeito da recompensa é desproporcional: uma simples tragada de cigarro cria a ilusão de um grande prazer e mascara de modo errôneo nosso estresse ou cansaço. É como um cavalo de Troia: deixamos entrar no nosso corpo, espontaneamente, algo que nos agredirá.

Porém, as dependências não são só químicas. Certos comportamentos ou atividades podem provocar o mesmo fenômeno: os jogos – tanto os digitais como os de apostas ou de azar – e até os *sites* de encontros! Alguns deles, como o Tinder – onde, com um simples olhar seguido de um toque do polegar, decidimos se alguém nos interessa ou não –, lembram o comportamento primitivo de um mamífero à procura de um parceiro para satisfazer sua necessidade sexual e ser recompensado pela secreção de um hormônio do prazer. Nos casos de dependência, esse circuito da recompensa é confuso. Por exemplo, para os viciados em *sites* de namoro, a satisfação que poderiam ter de encontrar alguém é ofuscada pela possibilidade de encontrar dezenas e dezenas de parceiros. Intoxicado, o indivíduo, eufórico, tem a ilusão de ser todo-poderoso. Enquanto esbanja totalmente suas reservas hormonais, perde o discernimento e relega a fadiga para segundo plano, ele consome compulsivamente, provocando um esgotamento dos recursos psíquicos e físicos; então se tranca em um comportamento que restringe suas habilidades e o desconecta de suas necessidades, podendo levá-lo à depressão.

3

família e relacionamentos

Era um dia de outono, Adrian e eu estávamos em um restaurante discutindo um trabalho. Concentrados na conversa, fomos interrompidos por uma explosão de vozes, que rompeu a tranquilidade habitual do salão. Levantando a cabeça, percebemos que o barulho vinha de uma mesa onde se reunia uma família: os pais com os filhos, um tio, uma tia e os avós. Esquecidos completamente de que estavam em um local público, davam um show diante de todos os presentes – incluindo os garçons –, que olhavam para eles, aturdidos. Aparentemente, um garotinho tinha feito uma bobagem: fosse como fosse, havia uma garrafa de vinho entornada sobre a mesa. Trocando acusações, os adultos se atacavam: "Você não controla seu filho!", dizia o tio. "De quem é a culpa? Faz uma hora que você não para de provocá-lo!", retrucava a mãe. Como se não bastasse, a avó reforçava: "Desde crianças, vocês só sabem brigar!".

A situação degenerou em seguida, a briga generalizou-se e não tinha mais nada a ver com o acidente causado pelo menino, que chorava copiosamente, contribuindo para a cacofonia reinante. Nós nos sentíamos fazendo parte de um episódio de seriado de TV, misto de comédia e balbúrdia. De repente, o pai, que estivera em silêncio até então, levantou-se dizendo: "Não aguento mais, estou cansado de vocês!". Depois vestiu o casaco e saiu. Os outros ficaram olhando para ele sem entender, e a tia perguntou: "O que foi que deu nele?"

O que deu nele? Esse homem teve a presença de espírito de impedir que a raiva coletiva o arrebatasse e retirou-se instintivamente. O espaço então aberto permitiu que a calma voltasse a reinar. Ao redor da mesa, todos baixaram o tom. Após algum tempo, o pai reapareceu e propôs, como se nada tivesse acontecido, que pedissem uma nova garrafa. E todos aproveitaram a oportunidade para voltar a comer.

Naquele dia, Adrian e eu tínhamos assistido a uma cena de grande tensão, fonte de esgotamento infinito, durante a qual podem ter sido ditas palavras imperdoáveis. Entretanto, essas situações são muito comuns: nós as vivenciamos com o parceiro, em família, com os amigos...

Sem pretendermos dar uma definição de família – seria preciso escrever muitas obras a respeito –, recordemos que seu âmbito e o olhar que podemos lançar sobre ela variam sensivelmente conforme o ponto de vista: uma criança, um adolescente, um pai, uma irmã mais velha, um tio, um avô, um amigo da família... cada um vai definir e observar o grupo de um ângulo diferente. E, de qualquer que seja o ângulo, notaremos muitas vezes que viver em comunidade, por menor que ela seja, gera tensões, como todos nós sabemos. Outra evidência: a família é, em geral, a primeira comunidade que o ser humano descobre. Antes da escola, a família é o lugar onde se aprendem as regras da vida em sociedade, em que são transmitidos seus valores, no qual são feitas as primeiras experiências de vínculo, de amor e de confronto, para o melhor e, às vezes, para o pior. É também com ela que caminhamos por mais tempo ao longo da existência. Consequentemente, as opiniões, os humores, as venturas e desventuras que atingem cada um dos membros do clã, despejados sobre os outros sem contemplação, assumem uma importância particular. No entanto, muitas vezes, uma parte daquilo que compartilhamos com as pessoas que amamos não lhes diz respeito: são frustrações, irritação e fadiga acumuladas ao longo do dia. A célula familiar, assim, afirma-se como uma fonte, uma zona de troca e de acumulação de uma forma de exaustão global.

Voltemos por um instante àquele famoso almoço. Naquela ocasião, o pai de família desempenhou um papel primordial: aquele homem, que talvez tenha tido um dia difícil, aceitou a ideia de que era preciso deixar de lutar. Será que ele estava tão cansado que, ao agir por impulso, seguindo seu instinto, encontrou sem querer uma solução saudável? Se tivesse feito como seus parentes, ele teria continuado a alimentar o conflito e mergulharia no enfraquecimento das relações. Quantas vezes ficamos determinados a ter razão a qualquer preço, a querer convencer o outro, que, obstinado, não quer compreender nada? Nós sabemos que esses conflitos estéreis não levam a lugar nenhum, provocam estresse e, às vezes, conduzem ao rompimento, seja de uma relação amorosa (falamos dela anteriormente), familiar ou de amizade.

De tempos em tempos, sentimo-nos irritados com a família, mas nós contribuímos, tanto quanto os outros, para a exasperação familiar. Se quiserem um exemplo, basta prestar atenção em um casal com filho(s): a logística é pesada, as tarefas são infindáveis, os dias são muito curtos para dar conta de tudo. A carga acaba parecendo esmagadora. Cansados, esgotados, os pais passam a gritar com sua prole e, presos na rotina, não têm tempo para refletir sobre o que poderia ser feito para facilitar a dinâmica familiar. Cada um deles procura, de um modo ou de outro, transmitir valores, dar diretrizes e orientação aos filhos.

Precisamos nos perguntar se nossos padrões ainda têm sentido. Se não estamos infligindo a uns e outros tarefas, fontes de tensão que apenas nos fatigam, cansam o outro e esgotam os dois. O que acontece com o espaço de cada um? E será que ainda deixamos espaço para os nossos desejos, nossos próprios prazeres? Muitos dirão que tudo isso são apenas vagas lembranças e que devemos pensar no grupo antes de tudo. Mas acreditar que o grupo pode prescindir das aspirações de cada um é, a meu ver, um erro grave cometido por alguns.

De tanto colocar a família antes de nós mesmos, acabamos por abdicar de tudo o que é importante para cada um individualmente: o esporte, a música, as aspirações profissionais para muitas mulheres, beber com amigos, a caminhada que nos permite respirar um pouco... E, frustrados, desiludidos, tensos, com a impressão de nos sacrificar, cansamos e irritamos as pessoas próximas com acusações muitas vezes injustas. Com a louvável intenção de dar o máximo de tempo e de atenção à família, podemos ser levados a negligenciar – depois de esquecermos de nós mesmos – o núcleo, ou seja, no caso descrito, o casal. Em vez de permitir que a exasperação se avolume até nutrir o desejo culpável de abandonar tudo e sumir, podemos explorar outras possibilidades.

* * *

Diversas histórias e situações abordadas por mim e Adrian nos esclareceram muitos aspectos desse assunto.

Uma das pacientes de Adrian, tão esgotada quanto assustada com a violência da exasperação que experimentava, lhe disse: "Não aguento mais minha família, não suporto mais meu marido nem meus filhos. Doutor, eu sou um monstro!" Agora na meia-idade, durante muitos anos tinha colocado a carreira de arquiteta em compasso de espera, assim como sua paixão por corridas de resistência, a fim de criar os filhos, enquanto o marido, alto executivo de um grande grupo, crescia profissionalmente. Alguns anos antes, havia conseguido retomar o trabalho em tempo integral, mas o marido não dividia com ela a carga logística da casa. Era sempre a encarregada de tudo: refeições, cursos, consultas médicas, lavanderia etc. Não só estava cansada como se sentia perturbada pelo desejo de fugir dos seus. Adrian propôs que ela se deixasse entregar à fadiga: "Sugiro um tempo de esgotamento total, um espaço nesta poltrona onde você não tenha que ser nada, nem fazer nada, nem precise saber de nada". Então, a mulher dissolveu-se na poltrona, o corpo relaxando ao extremo, encontrando uma nova forma de descanso. Ao reabrir os olhos, ficou um longo tempo em silêncio, antes de anunciar em tom decidido, o olhar distante, que iria participar de uma corrida de 25 quilômetros na semana seguinte! Adrian argumentou que isso seria um pouco radical, que ela correria o risco de se machucar e que deveria começar mais modestamente, mas ela não mudou de ideia. Estava entusiasmada com a possibilidade de voltar a correr. Seu marido não entendeu nada, mas aceitou (um pouco contrariado) a incumbência de se ocupar da casa na sua ausência. Ela confessou a Adrian que falara muito consigo mesma durante o percurso, tinha gritado, chorado, cantado, em resumo: finalmente abrira suas comportas.

A solidão havia se revelado mais uma vez uma defesa e um recurso. Aquilo que Adrian chama de "egoísmo positivo" permitiu que ela se reencontrasse. Muitas vezes nós dois constatamos que uma pessoa encontra a solução para o problema do seu jeito, desde que a deixemos livre, fazendo uso da imaginação, para pôr em funcionamento os recursos disponíveis para provocar a mudança. O fato, nesse caso, de movimentar-se, tensionando o corpo em certos momentos, relaxando-o em outros, ao longo do percurso, talvez tenha contribuído para o exercício. Não o da maratonista que ela finalmente se tornou, mas o do estado de espírito, que foi oxigenado pelos movimentos do corpo.

Os benefícios do fim de semana solitário alcançaram toda a família: o marido, sozinho em casa com os filhos, pôde criar um vínculo com eles. Percebendo os resultados positivos que sobrevieram à escapada da esposa da vida doméstica, ele se perguntou, algumas semanas depois, se também deveria sair sozinho por dois dias. "Por que não?", Adrian respondeu-lhe por telefone, já que tinha sentido necessidade disso: "Não se trata de uma questão de reciprocidade, é uma questão de espaço necessário para cada um sentir-se em seu lugar e a família não se exaurir em uma dinâmica instável, em que as falhas e os acidentes se encadeiam".

Dessa forma, ao investirmos sozinhos em uma atividade que nos pertence, podemos criar um espaço no seio da própria individualidade e fazer que ele se propague por toda a família. Talvez surja assim uma nova forma de abordar com os parentes a revolta e as acusações que alimentávamos.

* * *

Assim, o respeito e a consideração pelo universo próprio de cada um contribuem comprovadamente para o equilíbrio da família. Entretanto, como disse na introdução deste capítulo, a fadiga ligada à família não pode ser delimitada tão simplesmente quanto uma quadra de esportes. Todos os dias somos submetidos a estresses exteriores, que, se não forem deixados na soleira da porta, forçosamente terão repercussões em casa e anularão os benefícios de tudo aquilo que possamos fazer para manter o bem-estar.

Uma noite, entrei em casa depois de um dia particularmente difícil. Encadeara uma série infinita de reuniões, o metrô estava lotado, chovia e eu esquecera o guarda-chuva. Quando abri a porta de casa, fui recebido aos gritos. Meus filhos estavam brigando, minha mulher berrava para tentar ser ouvida e o *tablet* estava ligado embora ninguém estivesse olhando para ele – o que sempre me irrita. Compreendi que era uma daquelas noites em que seria preciso lutar por tudo: lições de casa, o jantar, a hora de dormir. Senti a irritação crescendo dentro de mim antes mesmo de tirar a chave da fechadura! Por um segundo, a ideia de recuar nas pontas dos pés passou pela minha cabeça. Afinal entrei, desliguei o *tablet*, apaguei o fogo sob as panelas e decretei, arbitrariamente, que naquela noite iríamos atrasar tudo por meia hora, o que encantou as crianças e estabilizou a situação. Cada filho foi para o seu quarto, minha mulher teve tempo de tomar fôlego, e eu me estiquei no sofá até que o cansaço com que chegara, somado à recepção dramática na minha chegada, se dissipasse. Depois de meia hora, abri os olhos, apaziguado e disponível. E a noite, que prometia ser calamitosa, transcorreu sem sobressaltos. Apesar de termos atrasado meia hora no horário de dormir do caçula, poupáramos a hora extra que ele levaria para pegar no sono, excitado pela eletricidade do ambiente.

No dia seguinte, contei essa história a uma amiga, e ela arregalou os olhos: "É o que o meu marido faz todos os dias quando entra em casa! Ele se fecha no banheiro por meia hora com uma revista, e isso me deixa furiosa. Mas é verdade que, quando eu o deixo tranquilo, depois ele fica bem mais relaxado e cuida de tudo…".

A exaustão, própria de todas as configurações familiares, toma uma dimensão particular na casa de casais com filhos pequenos. Um dia, Adrian cruzou no corredor do hospital com um colega socorrista que exibia olheiras impressionantes. Como ele se tornara pai havia poucas semanas, não aguentava mais: a amamentação a cada duas horas deixava ele e a mulher no limite, o casal ameaçava explodir. "Mas você está acostumado a não dormir, trabalha noites inteiras no hospital! Qual é a diferença?", perguntou Adrian, espantado. "A diferença é a angústia. Não temos manual de instruções para lidar com o bebê, e tudo nos impede de dormir: quando ele chora e quando não chora, porque nos levantamos para verificar se está respirando, se não está com pouca roupa, se está agasalhado demais. Qualquer resmungo vira um uivo na babá eletrônica – que a minha mulher ajustou no volume máximo para ter certeza de que vai ouvir –, e nós corremos até ele, que na verdade estava dormindo e que acaba acordando quando abrimos a porta! É um inferno…"

Esse jovem papai é um exemplo entre outros. Muitos estudos foram feitos a esse respeito: são perdidas até setecentas horas de sono ao longo dos dois anos que se seguem ao nascimento de um filho. É de enlouquecer! Aliás, no meu entendimento e de Adrian, a paternidade é, para muitos, a primeira experiência verdadeira de fadiga. Esse socorrista, acostumado a ser acordado por seu bipe e a passar noites contínuas em claro, experimentava, pela primeira vez, uma fadiga sobre a qual não tinha nenhum controle nem influência e que se prolongava havia meses.

Da mesma forma que Adrian, costumo propor a todos os que me perguntam sobre essa questão que façam uma experiência pessoal original, em vez de se esgotarem procurando soluções práticas por todos os meios (preparar misturas para engrossar o leite, fazer passeios de carrinho, passar horas no celular em grupos de pais). Se a pessoa não temer a noite, se não antecipar a fadiga que certamente vai sentir na manhã seguinte, accitando de antemão que o sono será picado, então é possível que já se sinta menos cansada. Simplesmente porque, mais uma vez, ao renunciar à luta, ela deixa de acrescentar o estresse à exaustão física real. A angústia não virá agravar a situação e o fato de estar relaxado permitirá ao bebê (com alguma sorte) dormir melhor.

Construir uma família é coisa que não se aprende: precisamos descobrir sozinhos, ou quase, como lidar com os filhos. A cada etapa, virão novas angústias, novas fadigas, novos ajustes a fazer. Os problemas provocados pela chegada de um bebê são diferentes daqueles próprios das crianças pequenas, dos adolescentes ou de adultos jovens. E, às vezes, nos casos em que as crianças pertencem a uma estrutura monoparental e onde as famílias se formam em torno de novos núcleos, é necessário inventar outras regras para que cada um ache seu lugar no clã e possa existir aí como indivíduo dentro da dinâmica coletiva.

Eu me lembro de um casal que conheci em Nova York. Eles haviam se casado logo depois de se conhecerem, certos da força do sentimento que nutriam um pelo outro. Mas subestimaram aquilo que acabou por se revelar uma grande dificuldade: a mulher tinha dois filhos de uma união anterior, o homem não tinha. A recomposição familiar era difícil: o filho mais velho, um garoto de 8 anos, sentia muito ciúme daquele homem que surgira na vida da mãe e o rejeitava violentamente. Por sua vez, o marido não se julgava no direito de reagir diante da cólera do menino. A situação tinha se deteriorado a ponto de o casal estar prestes a se separar, porque a mãe se culpava por fazer o filho sofrer, e o marido estava chateado por renunciar tão rapidamente ao amor deles. Ele não sabia como encarnar o papel da figura de padrasto, e seu silêncio não ajudava em nada. "Do que você se ressente?", perguntei-lhe um dia. "Estou em uma situação desconfortável que me desgasta. Sim, tudo isso me exaure", respondeu ele com raiva. "Tenho a impressão de ter saído do círculo que me unia à minha mulher." Essa imagem inesperada chamou minha atenção. "Você sente como se estivesse sobre a linha do círculo?" "Exatamente como um dardo na linha do alvo, sabe?" Decidi avançar na metáfora. "Esqueça os dardos e fique com o alvo. Veja, no centro se encontra um primeiro círculo, geralmente pintado de vermelho, que é seu e da sua mulher. Visualize o círculo seguinte, é o das crianças. Depois aquele dos outros membros da família. E o seguinte é o dos amigos. Na sequência o dos conhecidos. Vocês se encontram em uma posição desconfortável: estão sobre a linha do círculo que rodeia seu casamento. Sinta como estão em desequilíbrio. Como estão instáveis. Entregue-se a esse desconforto. Veja até que ponto vocês estão impotentes. Seus esforços só os fazem esgotar-se um pouco mais e alimentam sua raiva." O homem fechou os olhos e franziu as sobrancelhas. Ele sentia o desconforto da situação, vivia-a e se abandonava. Pouco a pouco, relaxou: ele se acomodava na desarmonia. Nesse momento, eu me voltei para a sua mulher, sentada a dois metros dele. Ela, por sua vez, fechara os olhos, como se acompanhasse o marido. Pedi-lhe para que movimentasse sua cadeira como para mover o alvo de modo a fazer o marido voltar ao centro do círculo, junto dela. Depois que ela fez isso, eu disse ao marido: "Veja, não precisa fazer esforço, mas pode se deixar envolver por esse amor disponível". Eles ficaram ali, com os olhos entreabertos ou semifechados durante um tempo, no silêncio que se estendia. Por fim, ele se levantou, ela o seguiu e deram-se as mãos. Esse gesto, que lhes pertencia, permitiu ao casal voltar ao centro do "alvo". O menino encontrou seu lugar de forma natural no círculo seguinte: não sendo mais o homem da vida da mãe, mas sim seu filho. O padrasto, tranquilizado quanto aos sentimentos da mulher em relação a ele, deixou de querer encontrar seu lugar a qualquer preço ao não se permitir nenhum papel paterno, e a mãe pôde, ela também, colocar os dois a uma distância segura, sem se sentir culpada. A família assim recomposta parou de se cansar inutilmente em conflitos dolorosos e de passar ao largo de momentos essenciais que podiam compartilhar, graças ao encaminhamento que definiram com o terapeuta.

Desse encontro, guardei a metáfora dos círculos, que me trouxe uma leitura imagética das relações que podemos ter com as pessoas que nos são próximas. Ela me permitiu entrever, com certa simplicidade, situações que poderiam parecer bem mais complexas. A confusão dos círculos – aquele traçado em volta de nós mesmos, o formado por nosso parceiro, o outro onde se encontram os filhos – revela-se uma fonte importante de fadiga. Uma mulher que se torna mais mãe do que esposa, um pai ausente da educação dos filhos, filhos que tratam os pais como se eles fossem seus colegas etc. As situações nascem de sentimentos opostos e de conflitos.

Como aquele pai no restaurante, que se afastou da família para melhor encontrá-la em seguida, eu proponho que você se afaste um momento deste texto para se encontrar melhor.

Estenda-se em um divã. Ou faça como Adrian, que se contenta em sentar-se em uma poltrona. Deixe-se envolver por aquilo que mais lhe convém.

Ouça o que se passa à sua volta. Às vezes, ligo em volume baixo um canal que transmite informações ininterruptamente; o círculo sem fim da informação repetida de modo contínuo tem efeito sonífero e hipnótico: deixo-me levar pelo blá-blá-blá dos comentários de uns e de outros. Mas você pode escutar o ruído da ventilação, igualmente inspiradora, ou, mais raramente nos dias de hoje, o canto dos pássaros...

Observe em que ponto a fadiga se desprende de uma determinada parte do seu corpo, muitas vezes a cabeça, os ombros ou os quadris. Avalie-se da cabeça aos pés para que ela não se concentre em um lugar, não seja egoísta: os calcanhares podem também acolhê-la, o tórax, o abdome, os cabelos, as unhas. É incrivelmente agradável, a fadiga entre os cabelos e no meio das unhas...

Quando ela estiver bem presente aqui e ali, seja ainda mais generoso: ceda um pouco dela para o divã. Deixe-o, com sua maciez, aliviá-lo um pouco desse cansaço.

Depois, deixe seu braço, inflado com uma leveza inusitada, levantá-lo, levar seu busto e membros restantes a uma verticalidade consciente... apesar de que, no fim das contas, você não vai ficar em pé.

Se achar que vai dormir, peça a alguém para acordá-lo depois de dez ou vinte minutos. Com o tempo, você não dormirá mais e achará esse momento delicioso.

Como já mencionamos, as perturbações exteriores desempenham um papel preponderante no cotidiano de uma família. Uma das escritoras que acompanho na redação de seu próximo livro me contou que o filho caçula, um bebê epiléptico, precisaria passar por uma operação no cérebro. Ela me transmitiu uma angústia profunda, enquanto tentava projetar o que virá em seguida: "Daqui em diante, ele terá dois aniversários: o do nascimento e o do renascimento. Lindo, não é? E então, enfim, nós quatro poderemos sair de férias. No mínimo quinze dias, todos juntos. Desde que ele nasceu, nunca pudemos nos afastar do hospital". Falei a ela da minha preocupação quanto à reação da filha mais velha, quase adolescente, que não aceitava bem a atenção quase exclusiva que os pais dedicavam ao irmãozinho: "Como você já pensa em tornar a data da operação um dia excepcional, que tal decidir que será o aniversário da família inteira, não unicamente do seu filho? Passamos o tempo todo festejando os indivíduos: aniversário, dia das mães, dos pais, das avós. Comemoramos também os aniversários de casamento, mas nos esquecemos de uma parte. Por que não imaginar uma festa da sua família? Seu filho e sua filha não ficariam mais contentes?" O duplo aniversário do filho poderia se tornar uma nova fonte de tormento e deixar a filha à margem do círculo familiar em um período da vida em que já é difícil descobrir onde se encaixar. Ao escutar a sugestão baseada em sua ideia, minha amiga tomou consciência, sem que eu desse mais explicações, do perigo de voltar todo o foco para o filho, embora fosse uma atitude legítima. A simples menção de um aniversário familiar permitiu à filha sentir-se reintegrada ao seio da família e calar uma frustração global, fonte infinita de esgotamento coletivo. Ela pôde lidar com sua adolescência sem rancor (ou quase) contra os pais, em particular em relação à mãe, dando novos alicerces às estruturas familiares que começavam a balançar.

O exemplo dessa mulher e seu bebê ilustra a que ponto um choque, uma provação, pode afetar o equilíbrio familiar. O que depende do bom senso pode nos escapar, para dar lugar à expressão de nossas angústias. Concentramos toda a atenção no membro da família debilitado, aqui um recém-nascido, em outros casos um pai com câncer, uma mãe idosa, e nos esquecemos daqueles que, por vezes, se encontram fragilizados pela própria situação ou por sua própria história.

A adolescência, todos nós sabemos, é um momento difícil, tanto para quem a está atravessando quanto para os que a acompanham, mesmo sem os elementos traumáticos que essa irmã mais velha precisava enfrentar. Mais uma vez, a fadiga está em foco. Do lado dos adolescentes, para começar: frequentemente eles são apáticos, letárgicos. A silhueta arqueada, frouxa, irrita os pais: "Olhe a postura, endireite as costas!", mesmo se o cansaço for legítimo; Adrian lembra que eles podem crescer dez centímetros em um ano! Daí sua falta de energia: o corpo em pleno crescimento gasta até 3.500 calorias por dia (o que explica também por que eles esvaziam a geladeira), enquanto um adulto só precisa de cerca de 2.000. É compreensível que fiquem esgotados. Sem contar que na adolescência a melatonina (que provoca sonolência com a baixa da iluminação) passa por uma queda de produção: por isso eles dormem tão tarde e ficam na cama até o meio-dia. Além disso, há os amados salgadinhos, que estressam o organismo ao atrapalhar a digestão, e o "turbilhão hormonal" que os assalta e os deixa facilmente irritáveis.

Durante essa fase, nós, os pais – que nos esquecemos de quanto podíamos ser implicantes no mesmo período da nossa vida –, devemos criar novas regras, dar-lhes mais autonomia, embora eles nos pareçam ainda muito jovens e inconscientes dos perigos, garantindo a segurança necessária a uma construção harmoniosa. O momento é delicado para todos, e muitos, desorientados, se queixam: "Ele não faz nada e caçoa de tudo!" Minha sugestão nesse caso é quase sempre a mesma: instrua-o a... fazer ainda menos! Ou então a não fazer nada, para descansar verdadeiramente.

Observando-os, constatamos que eles ficam, de fato, esparramados no sofá durante horas, olham o telefone, com o *tablet* na mão, navegam nas redes sociais, assistem a vídeos, tudo ouvindo música. Mesmo inertes, estão ativos, não se desconectam jamais, não somente das telas, mas também de todas as tensões do dia que eles despejam no Snapchat, no Facebook ou em milhares de mensagens. Conclusão: não repousam. Na realidade, eles praticamente nunca estão "sem fazer nada". Contudo, os adolescentes, como todos nós, precisam dar um tempo, fazer uma pausa e de novo, até repousarem.

Certa vez, uma mulher me apresentou a seu filho de 15 anos. "Ele não se concentra", disse ela, "e suas notas são catastróficas, embora seja um garoto inteligente e esforçado." Propus ao jovem um passeio nas vizinhanças de sua casa, no Champ-de-Mars. Era uma noite de inverno e fazia frio. Depois de alguns passos, nós nos sentamos em um banco e eu lhe pedi para descrever o que via: "Ali está a torre Eiffel. Veja, ela cintila! Árvores. Pessoas correndo. Carrinhos. Estou com frio, vamos entrar?" Ignorando seu pedido, eu o fiz "entrecerrar" os olhos em vez de entreabri-los e concentrar-se na mistura sonora das grandes cidades, formada pelo barulho dos motores, buzinas, conversas, gritos. Ele acabou por adormecer, mas acordou de repente. "Engraçado", disse ele, "não senti mais frio!"

Eu o aconselhei a repetir essa atividade quando fizesse o dever de casa e as lições na escola: "Antes de começar, olhe pela janela e fique atento a tudo o que enxergar lá fora. Observe o mundo com toda a calma. Abandone-se novamente a todas as sonoridades que ouve, à temperatura do ambiente em que estiver. Não mergulhe direto na lição. Coloque a mão sobre o papel, sinta-a deslizar sobre ele, olhe à sua volta, os alunos que estão calmos, os que estão agitados, o professor que os está observando. Continue a sentir a mão sobre o papel e entre em contato com o enunciado. Leia-o, assinalando os tópicos que lhe parecem simples e que vai fazer primeiro. O adolescente me diz: "O problema é que no dia da prova minha cabeça fica completamente vazia, fico sem ação!" Sorrio e digo a ele: "Você não vai se sentir assim porque seus comandos não estarão bloqueados pelo medo, você já os terá posto em contato com o enunciado". A tensão que o arrebatava nos dias de prova o exauria antes mesmo de começar a escrever; então lhe propus que deixasse o vazio encher sua cabeça, que mergulhasse naquilo que temia, para enfrentar os enunciados com a mente arejada.

A história desse adolescente e sua mãe não para aí: depois de alguns encontros, ele acabou se libertando da mãe, e ela percebeu que havia contribuído para o esgotamento do filho, cuidando dele sozinha, dando-lhe atenção exagerada, presa à solidão amorosa que a entristecia e preocupava. Ela marcou consulta com uma psicoterapeuta que lhe apresentei. Abriu-se assim um capítulo novo na vida deles.

A passagem da adolescência para a idade adulta é realmente difícil, e isso desperta em nós a lembrança de momentos que nos exauriram. Como podemos encontrar nosso lugar quando não sabemos bem quem somos? E como os pais podem acompanhar essa transição quando não estão mais na sintonia do filho e não conseguem descobrir a frequência ideal, em um contexto às vezes dramático? O conjunto dessas interações apenas acentua o cansaço que envolve a família inteira.

A mãe de um amigo da minha filha me consultou um dia para falar da filha de 18 anos, adepta de *binge drinking*, consumo excessivo de álcool em curtos períodos. Sob a insistência da mãe, a jovem consultara várias vezes um especialista em vícios, mas afinal havia decidido que não precisava de tratamento já que não tinha nenhum problema com álcool. Concordei em ter uma conversa com ela para tranquilizar a mãe. Perguntei-lhe o que mais amava na vida. "Música brasileira", respondeu. "Eu canto em um grupo." Pensei um pouco e continuei: "Já que você é musicista, o ritmo é uma coisa que lhe fala de perto? Sabe medir sua pulsação? É capaz de senti-la?" Ela tentou no pulso, no pescoço, e nada. Então lhe mostrei como fazer e sugeri que cantasse o som do seu coração. Pouco a pouco, improvisamos ritmos brasileiros em cima disso. Nossa conversa acabou com uma proposta: "Se decidir me ver novamente, exploraremos a improvisação. Enquanto isso, observe sua pulsação. Quando bebe, ela permanece na cadência certa?" A moça não parou de beber, mas deixou de se embriagar em todas as festas que frequentava. Ela tinha se dado conta de que não cantava tão bem depois de uma bebedeira. Tentou também, sem sucesso, medir a pulsação durante uma festa muito animada, e percebeu que era insuportável não conseguir sentir a vida pulsar em suas veias. Mais adiante, depois de algumas sessões, ela admitiu que o álcool podia ser um problema para ela. Encorajei-a a voltar ao especialista em vícios que fazia seu acompanhamento, e ela passou a consultá-lo paralelamente às visitas que me fazia.

Se olharmos de perto, veremos, à nossa volta, exemplos que nos vêm à mente ao ler essas linhas. Podemos ter feito a mesma coisa com as pessoas próximas tentando criar uma reação no outro por meio de uma argumentação bem fundamentada, recheada de exemplos... algumas vezes sem sucesso. Assim, acho necessário manter uma ligação com a pessoa que está sofrendo, mesmo nos momentos mais difíceis, mesmo se o que já tentamos aplicar não resultou em nada. Não quebrar o elo, permanecer junto a um adolescente pode ser difícil, esteja ele presente ou ausente (em caso de divórcio, se ele se recusar a visitar um dos pais). Muitas vezes é complicado, irritante, doloroso para todos, com consequências na vida de cada um.

No caso daquela moça, o pai havia sugerido mandá-la para fora a fim de afastá-la das suas companhias e abrir-lhe novas perspectivas. A mãe recusava-se obstinadamente a deixar a filhota ir para longe dela, mas, consciente do problema, cedeu e, juntos, procuraram outras soluções que agradassem a ambos. O círculo permanecera inteiro e tinha resistido bem. Por outro lado, quando os pais divergem ao falar com o filho, quando elementos perturbadores se misturam à situação, a harmonia é quebrada, os desacordos se acumulam e a cacofonia rompe os tímpanos de todos, esgotando qualquer possibilidade de acerto.

A fadiga ligada à família refere-se tanto às próximas gerações quanto às que em breve desaparecerão. A partida de nossos pais atinge o âmago da nossa individualidade. Mais uma vez, a inteligência não nos é de grande ajuda. Nessas situações, quem está junto pode nos dar apoio, mas sua empatia, amor e generosidade aliviam muito pouco o fato de assistir à extinção de nossas raízes, mergulhadas profundamente em nós, e apenas em nós. A tendência é nos tornarmos pais de nossos pais, mães de nossas mães, a lhes dar a mesma assistência e igual ternura com que eles nos cercaram quando éramos crianças. Viramos cuidadores, acompanhantes diante da última fadiga, a do fim da vida. Não existe nenhuma preparação para isso. Devemos aprender a nos ver sós no labirinto administrativo e médico, gerindo como pudermos nossas emoções diante do enfraquecimento físico e às vezes mental que se acelera com o correr dos dias. Para enfrentar tudo isso, recebemos pouca ajuda. E o cansaço que decorre do processo é imenso.

Aos que se culpam por não fazer muito pelos pais e se estressam com isso, Adrian e eu dizemos: do mesmo modo que incentivamos os adolescentes apáticos a fazer ainda menos, aconselhamos aos filhos de pais idosos, quando nos parece adequado, que façam mais... por si próprios. Pode parecer estranho, até mesmo chocante, mas, no fundo, não ficamos mais presentes quando deixamos o sacrifício de lado?

Um dia, uma mulher, na casa dos 50 anos, reclamando por estar acima do peso, me disse: "Esta não sou eu. Toda esta gordura me dá nojo". Encorajei-a a sentir o interior do corpo, já que não amava o exterior. As primeiras palavras que brotaram foram para sublinhar seu esgotamento por visitar diariamente a mãe e a sogra depois do trabalho. Ela se estressava no trânsito, petiscava ao chegar tarde em casa, e tudo isso abalava sua relação com o marido. Estipulamos um tempo para que ela sentisse o ar se insinuando em cada um de seus órgãos, sob toda aquela pele que ela amava tão pouco. Trocamos algumas palavras e então sugeri: "Após o trabalho, antes de visitar sua mãe e sua sogra, você pode passar em casa e cozinhar algo para comer com seu companheiro quando voltar..."

Semanas depois, ela veio me ver. Tinha espaçado as visitas às duas mamães e percebera, espantada, que todos estavam aliviados, a começar pelo seu corpo.

Ao escutar seu cansaço e fazer as pazes com o corpo, ela se abrira a novas possibilidades: alimentar-se corretamente e refazer sua relação com o marido; concentrar-se na boa fadiga, aquela que desaparece quando se repousa; e se livrar da tarefa alimentada pela culpa, que só servia para acalmar sua consciência. A mãe e a sogra também gostaram da mudança: quando ia vê-las, ela estava relaxada e disponível, o que tornava as visitas muito mais divertidas.

* * *

Ao constatar esse sentimento de culpa que envolve algumas pessoas com a aproximação da morte dos pais, o que é uma fonte de fadiga para todos, Adrian e eu decidimos alargar nossos estudos sobre o medo de morrer. Segundo o físico Stephen Hawking, "nada é imortal", mesmo as estrelas desaparecem. Nosso corpo não escapa à regra, e isso pode ser muito angustiante.

Certa vez, um colega me apresentou a seu pai, com 90 anos de idade. Debilitado, invadido por um cansaço enorme, ele estava aterrorizado com a ideia da própria morte e se perdia em uma tristeza infinita. Entretanto, sua vida não terminara. Mas ele repetia sem parar: "Há apenas dez anos, eu fazia tantas coisas, agora não sirvo para mais nada, minhas pernas já não suportam meu peso". Perguntei-lhe se sentia as mãos sem forças. "Não", ele respondeu. "Lembre-se então das suas mãos movimentando-se em tudo o que o deixava feliz, do que você gostava e que é seu… elas carregam essa sensação até agora." Pouco a pouco, movendo as mãos, o velho senhor se acalmou. As pernas continuavam cansadas, mas ele recuperara um pouco de vitalidade. A tristeza e a angústia não haviam desaparecido, mas ele aceitara a ideia de que a vida ainda lhe oferecia a possibilidade de estar ali, presente.

Pode acontecer também, por razões evidentes como doença ou acidente fatal, que a caminhada para o fim da vida em uma família não se faça tão naturalmente. Uma nova fase se inicia, perturbadora, que exaure nossa capacidade de agir e de voltar a viver. A fadiga do doente, do acidentado, desaparece com ele, mas o cansaço daqueles que o acompanharam prolonga-se pelo período de luto que se inicia. Na maior parte dos casos – alguns psicólogos dizem que dura pelo menos um ano e três meses –, o tempo acaba por nos consolar e curar nossa tristeza. Restam apenas as lembranças, boas e ruins. Mas existem pessoas que têm mais dificuldade de sair do luto. Instalam-se nele, fecham-se e não conseguem ir adiante, exauridos pela vida, pelo peso do passado.

Muitas pessoas me contam, com grande lucidez, que se sentem imobilizadas com a repetição de uma lembrança, de um evento passado que não para de atormentá-las, de girar em sua cabeça como uma música lancinante. A maioria enfatiza a sensação de se exaurir ao tentar sair a qualquer custo de uma postura petrificada, como se, ao dizer a si mesma "pare de pensar", com os punhos cerrados, conseguisse alguma ressonância e pudesse quebrar o círculo dos pensamentos repetidos. Mais uma vez, poucos de nós podem se gabar de jamais ter estado em tal situação. Para alguns, foi apenas um mau momento que passou; para outros, o início do esgotamento das possibilidades. Foi aí que a hipnose ecológica se revelou para mim. Quando a pessoa que a pede entrega-se plenamente a ela, às vezes surge "um novo olhar" que refresca a paisagem na qual evolui. A planta evapora, deixando o horizonte descortinar-se sem a névoa que o toldava. É uma ocorrência excepcional, mas, como eu a presenciei pessoalmente, parece-me ser uma via que não deve deixar de ser explorada em determinadas situações.

O caso em questão foi de uma mulher, para quem a proposta metafórica e a experiência sensorial foram suficientes para fazê-la ir adiante e amainar as dores que a torturavam. Ela identificou as raízes do seu mal-estar, que não eram tão profundas já que pertenciam a um passado recente, o que tornou as coisas mais fáceis. Acontece, porém, que às vezes as causas de um esgotamento individual e familiar são mais difíceis de identificar.

Lembro-me do relato que me fez um amigo psiquiatra que ocasionalmente usa a hipnose como parte de sua atividade. Uma de suas pacientes declarou-lhe em tom lúgubre que iria se tornar avó: "Só de pensar em crianças chegando, correndo por todo lado, gritando, já fico cansada. Além do mais, ainda não tenho idade para ser avó". Ela passou a contar-lhe sobre sua infância dourada, a vida sonhada, o casamento feliz, o marido, os três filhos, já adultos. Ela não gostara de criá-los, mostrara-se pouco amorosa e aborrecera-se com facilidade. Acabou confessando sua inquietação com a ideia de recomeçar com os netos. "Imagine uma refeição com seu neto que está para chegar e os pais", ele propôs a ela. "Conte o que está sentindo. Não tente observar." Ela fechou os olhos: "Estou esgotada, tenho vontade de ir embora". Ao descrever a sala em que estava, no caso a sua sala, ela indicou um quadro que representava o irmão quando criança. "Ele morreu pouco depois de o quadro ser pintado; estava doente." O garotinho, que ocupava ainda todo o espaço, era a única criança que importava para ela. "Diga a ele para descer do quadro e brincar com seu neto", ele lhe pediu. Ela ficou parada. Provavelmente, estava tentando. Depois, abriu os olhos de repente. "Não. Vou tirar o retrato da parede, ele não está no lugar certo."

A mulher se exauria não apenas na luta contra uma situação que ainda não existia, mas também ao remoer um passado que lamentava, fatigando as pessoas mais próximas, seus filhos, com comentários desagradáveis, impedindo-os de vislumbrar um futuro juntos. Ela sabia havia algum tempo que a morte do irmãozinho a traumatizara, já se consultara sobre isso, mas não foi o suficiente. No caso, faltara viver a situação, como sob a hipnose, e em seguida agir, tirando o quadro da parede e guardando-o na adega, para chegar a uma solução sua. Às vezes, a ação é necessária para sair de um impasse em que estamos bloqueados, quando a palavra e a razão não são o bastante. Nessa família, cada um pôde, assim, assumir o lugar que lhe cabia: os vivos entre os vivos, os mortos entre os mortos.

Pouco antes de entrar na faculdade, eu me torturava pela minha escolha de carreira. Nascido em uma família indiana muito pobre, eu deveria custear tão logo fosse possível uma parte substancial das despesas (meu pai já era falecido). A isso se acrescentava uma injunção cultural: na Índia, se você não se torna médico, engenheiro ou advogado, é um fracassado. Meu único desejo era seguir meus estudos musicais, explorar a criação, a composição, mas os diplomas "de verdade" me assegurariam *status* social, recompensando assim minha mãe, que nos criara sozinha. Eu não podia abandonar os sonhos que minha família alimentara para mim. Assim, matriculei-me em medicina, sem renunciar ao curso de piano no conservatório nem, principalmente, aos meus ensaios. Eu trabalhava noite e dia para corresponder às aspirações de todos. Até o dia em que, esgotado, "travado", como me disse um dos professores de piano, decidi não continuar a faculdade de medicina. Assim como a mulher que tirou o quadro da parede, deixei de carregar o ideal de minha mãe, dos outros membros da família, das tradições arraigadas na genealogia, e em pouco tempo todos aceitaram a situação.

Minha decisão, que foi tomada sem passar por nenhum processo voluntário, sem nenhuma explicação, evitou que eu me exaurisse na tentativa de querer ser bem-sucedido em uma vida que não era a minha. E, mais importante ainda, ela também permitiu que eu não podasse o conjunto das possibilidades que descobrira e que se ofereciam na esfera dos estudos que eu adorava, do trabalho que desenvolveria e de onde extraía um cansaço bom e o prazer de viver minha paixão.

Mais tarde, conheci diversas pessoas de todas as idades que se achavam em uma situação semelhante: jovens cujos estudos serviam apenas para satisfazer os pais, mas também pessoas de 40 ou 50 anos, tristemente fatigadas, que, durante a vida inteira, tinham tomado decisões ditadas pela razão, pelos outros, e deixado de lado aquilo que, no íntimo, estavam convictos de que deveriam fazer. Naturalmente, saber se devemos nos deixar guiar pelas paixões nas escolhas importantes da vida é uma questão aberta. Mas uma coisa é certa: toda vez que pergunto àqueles que expressam esse arrependimento, essa tristeza, se existe uma relação entre uma decisão puramente racional, vivida sem harmonia, e as possíveis consequências disso sobre o tipo de relação que mantinham com a família, a resposta é praticamente a mesma. De um jeito ou de outro, eles a culpam, mas também se culpam por não terem seguido seus próprios desígnios. Isso, sem dúvida, alimenta secretamente uma irritação que acaba tornando pesado o ambiente familiar, que seria bem diferente se aquela decisão racional tivesse levado em consideração a noção de realização pessoal.

Essas considerações que costumam surgir nas entrevistas que conduzo me deram material para reflexão e reforçaram minhas convicções: explorar a solidão, ir ao encontro de tudo o que somos, nos leva a fazer escolhas e vivê-las intensamente, quer tenham sucesso ou fracassem. Disso nasce uma disposição para vivermos com mais sinceridade com a família, levados por nossas próprias dinâmicas. Um bom ponto de partida para contornar ou interromper a espiral de que falamos é encarar todas as fadigas que atingem a vida familiar e que, por vezes, são inevitáveis, mas, por outro lado, aceitáveis.

FOCO

Compreender e acompanhar a velhice

Ao envelhecer, o cansaço da vida vem se juntar ao cansaço natural dos órgãos que se deterioram lentamente. É difícil perceber, mas os números são vertiginosos: você conhece alguma máquina que tenha a longevidade e a eficácia fabulosas do corpo humano? O coração de um homem de 80 anos já bateu aproximadamente 3 bilhões de vezes. Cerca de 1.500 novos neurônios são gerados por dia nas áreas profundas do cérebro, o que representa uma renovação de 80% da população neural ao longo da vida. Numa taxa de 70 litros de sangue por dia, 2 bilhões de litros terão sido filtrados pelos rins desse senhor desde o dia em que nasceu. Esses dados são quantificáveis, mas outros não: a gama infinita de emoções, as experiências vividas, as lembranças valiosas. Com toda a humildade, podemos dar aos nossos pais o direito de estarem desgastados e exaustos.

Algumas pessoas declinam em diferentes velocidades: a mente conserva a lucidez, mas o corpo se recusa a se expressar. Outras vezes, é o oposto: a mente se tolda pouco a pouco, enquanto o corpo se mantém em funcionamento. Nos dois casos, a morte se apresenta então para deter os impulsos, os desejos. Quando não estamos diretamente envolvidos, nem sempre temos consciência de que nossa cultura considera o envelhecimento como um afastamento da população considerada ativa. A deficiência torna a pessoa inapta, expondo-a a uma sensação de inutilidade. Talvez alguns povos da África ao longo do rio Congo possam nos inspirar: eles têm outra interpretação das fraquezas ligadas à idade. Quando uma pessoa fica cega, considera-se que ela tem o poder de ver o além, o que nós, "deficientes visuais", não conseguimos enxergar. Se ficar surda, acredita-se que ela não precisa mais ouvir os problemas fúteis da sociedade, pois se tornou sábia.

Como clínico geral, observei que as doenças "da velhice" também esgotam os filhos que se tornaram adultos e cuidam dos pais. Na medicina, chamamos isso de "fadiga do acompanhante", que é tão real que muitas vezes optamos pela "hospitalização para o bem da família", a fim de permitir que as pessoas mais próximas descansem. Isso ocorre regularmente nos casos de patologias neurológicas que acarretam perda de memória (diversas formas de demência e Alzheimer) e estressam quem acompanha os pacientes devido à necessidade de serem vigiados e ao desgaste das repetições. Mesmo que os esforços não sejam suficientes para ajudar a todos os que cercam o idoso, já houve progressos gigantescos na questão de apoio às famílias. Na França, a organização do sistema de saúde e da formação de médicos decretou recentemente, em 2017, que a geriatria deve ser reconhecida como uma especialidade médica à parte, com competências e tratamentos próprios. Finalmente, esse período da vida é considerado como específico.

* * *

Alguns idosos que são bem cuidados e bem acompanhados conservam uma energia surpreendente e o desejo de fazer coisas, de viver até o fim. Uma paciente em idade bastante avançada, no leito de morte, me disse: "Foi uma linda aventura..." Poderíamos então falar de uma sabedoria na hora de partir, ou seja, da vontade de partir para conhecer o outro lado? Quando o parente vai para o repouso final, a família enfrenta um novo estresse, com as cerimônias, a burocracia e, depois, o luto: a morte de um ente querido afeta todo o mecanismo psíquico. Perdemos as referências e certos reflexos, os pensamentos se agitam sem parar, ficamos profundamente abalados. Recebo pacientes em completa exaustão após alguns meses da morte do idoso. A fadiga causada por esse desgaste transforma-se às vezes em depressão. É preciso reconstruir, continuar, seguir adiante, o que demanda ainda mais recursos, mas, dessa vez, para viver!

4

sono e insônia

As pessoas não são todas iguais no que se refere ao sono: cada uma tem um jeito de se relacionar com ele. Adrian, por exemplo, é um grande dorminhoco, tem um sono profundo e reparador e dorme pelo menos oito horas seguidas. De manhã, acorda descansado e tranquilo. Para ele, a boa noite de sono é um prazer, uma libertação, uma oportunidade para se renovar e se proteger contra o mundo exterior quando ele se torna difícil. Eu, por outro lado, durmo bem menos. Até os 35 anos, cinco horas por noite eram mais do que suficientes para não acordar cansado no dia seguinte. Para mim, essa fase de "inércia" era apenas um momento pelo qual eu tinha de passar antes de despertar.

Portanto, durante muito tempo, nós dois tivemos opiniões aparentemente opostas quanto ao repouso noturno: eu não tinha o menor interesse em dormir, ao passo que Adrian dava tanta importância a isso que se angustiava quando não conseguia cumprir sua "cota de oito horas de sono". Porém, um dia, ele teve de enfrentar um acúmulo de atividades, que acabou afetando sua vida doméstica. Em um contexto extremo, viu-se obrigado a trabalhar cerca de quinze horas por dia, além de ter de administrar sozinho os problemas pessoais e familiares que exigiam sua presença ao lado do filho. Ao perceber que suas horas de sono diminuíam dia a dia, passou a sentir pânico diante da ideia de não ter mais controle sobre si próprio. Ele temia, com toda a razão, ficar menos produtivo, mais vulnerável às agressões exteriores e perder a concentração necessária para exercer suas inúmeras atividades. Assim como Adrian, também fui vítima da fadiga quando, entusiasmado com novas oportunidades profissionais, reduzi minhas horas de sono, passando a dormir só quatro horas por noite, para poder trabalhar mais. O que eu queria – vejam o absurdo! – era poder descansar apenas duas horas por dia, acrescentando curtos cochilos para cultivar uma memória fenomenal. Brincadeiras à parte, isso funcionou bem até o dia em que acordei e não consegui me levantar. Meus músculos estavam fracos e tive de ficar deitado, dominado por um cansaço extremo que eu havia desprezado, negado. Nesse dia, como Adrian, fui tomado por uma sensação de pânico.

As conversas que tivemos sobre nossas experiências, reforçadas por outros testemunhos, nos fizeram concluir que nossa visão sobre o descanso noturno estava bem equivocada. Para nós, até então, o sono era somente um momento de desconexão, fora do mundo, fora da vida. Mas a maneira como ocupávamos esse espaço no cotidiano nos parece hoje totalmente errada. O sono é um instante de vida, não de ausência.

Essa visão que eu tinha do sono e do repouso não vem de lugar nenhum, nem de uma obsessão pessoal. Certa vez, li um artigo em uma revista, direcionado aos empresários, que enaltecia as qualidades dos que dormem pouco, ou quase nada. Além dos líderes emblemáticos do século xx, o jornalista enumerava uma série de personagens que fizeram história e não precisavam dormir muito: Thomas Edison e Benjamin Franklin, que repousavam apenas quatro ou cinco horas por noite, e Nikola Tesla, que se contentava com duas horas por dia. Mas o autor da matéria se esqueceu de mencionar que as pessoas não são iguais no que diz respeito ao descanso noturno. Segundo alguns estudos, o tempo de repouso necessário a cada um pode estar relacionado a fatores genéticos. Nosso ciclo de sono seria determinado pelos genes.

No fim dos anos 1990, presenciei um episódio surreal. Eu fazia parte da delegação oficial do presidente da República em visita de Estado na Índia. O ritmo era intenso, pois sua estada no país era curta e havia várias visitas para cumprir, além das obrigações protocolares. Por volta da uma da manhã, estávamos bebendo um drinque no hotel quando alguém do grupo marcou um café da manhã para as 6h30. Até aí, tudo bem. O que me deixou boquiaberto foi o comentário de um empresário que estava à minha frente: "Ótimo, assim terei tempo de fazer ginástica antes". Hoje em dia, empresários como Jeff Bezos, fundador da Amazon, Eric Schmidt, cofundador do Google, e tantos outros exaltam os méritos do sono e a necessidade de descansar; alguns executivos do Vale do Silício chegam até a distribuir bônus aos que dormem bem ou mais. Bill Clinton, ex-presidente dos Estados Unidos, confessa ter se arrependido de ouvir os conselhos de um professor universitário que o encorajava a dormir pouco e que se sentiu bem melhor quando mudou sua relação com o sono.

A questão de repousar bem para ficar *bem-disposto e disponível* tornou-se um tema muito explorado pelos autores e um fenômeno editorial. Todo mundo enfatiza que a falta de sono é prejudicial à saúde. Um estudo recente revela que existe uma relação entre as pessoas com predisposição genética à obesidade e o fato de não dormirem o suficiente... ou demais; isso aumentaria os riscos de diabetes, de hipertensão arterial, de infarto ou, em menor grau, de AVC.

Há algum tempo os neurocientistas afirmam veementemente: as noites de sono são um espaço de atividade intensa, e não um momento de pausa do cérebro, como imaginávamos até os anos 1950, antes da descoberta do sono paradoxal, ou sono profundo. Quando dormimos, ficamos muito ocupados: regeneramos as células, classificamos e registramos as informações obtidas durante o dia, liberamos a angústia, refletimos, as ideias emergem e nem sequer imaginamos o que é o mundo oculto de Morfeu. Portanto, eu estava absolutamente errado ao considerar o sono como tempo perdido, inútil, e Adrian se iludia ao se sentir "protegido do exterior" quando dormia. Dormir não é, segundo a crença popular, "morrer um pouco". Ao contrário: dormir é viver, mais ainda.

Ao conversar com pessoas que têm distúrbios do sono – não confundir com aquelas que sofrem de doenças do sono, que precisam de cuidados médicos –, Adrian e eu percebemos que o fato de dormirem mal por dias seguidos provocava nelas um sentimento de pânico parecido com o que havíamos experimentado. Essa troca de experiências nos levou a constatar que, como o sono é uma necessidade vital que satisfazemos naturalmente, ele é evidente. Todos nós sabemos dormir, porque sempre fizemos isso. Os bebês dormem muito; como já fomos bebês, bastaria fazer como eles e fechar os olhos. Ora, assim como os asmáticos, que na primeira crise não conseguem mais respirar "normalmente", como as pessoas que sofrem de uma patologia na garganta ou na laringe e que, com o tempo, sentem dificuldade de se alimentar, nós logo entramos em pânico diante da ideia de ver essa função vital bloqueada. E, em um recurso poético, o provérbio citado anteriormente poderia se transformar em *Não dormir já é morrer um pouco.* Ao percebermos que tínhamos uma relação inadequada com o sono – e, portanto, com o repouso decorrente dele –, Adrian e eu começamos a refletir para tentar mudar a forma como lidávamos com ele.

Nós partimos de uma evidência bem conhecida: passamos um terço da vida dormindo. Se insistimos em considerar esse momento como uma ausência, uma fuga do mundo e um alheamento de si próprio, isso equivale – sem querer – a amputar um terço da nossa vida. Para ser franco, certas funções vitais relacionadas ao sono são conhecidas há décadas. Quando eu era jovem, já sabia que meu corpo aproveitava esse tempo para cumprir funções essenciais, mas isso nunca me pareceu suficiente para respeitar o sono.

A reviravolta aconteceu no dia em que decidi transformá-lo em um momento de presença, tornando-me um instigador do repouso aninhado no seio da noite. A ideia paradoxal de um sono em que eu me mantinha ativo – e não mais um período em que procurava dormir, para me ausentar dali – me permitiu entrar nele e lá permanecer como em qualquer outro instante da vida diurna. Costumamos dizer: "Eu vou *fazer* uma sesta", mas, quando nos referimos à noite, falamos "Eu *vou* dormir". Como se o primeiro fosse um momento de ação decidido e o segundo um mergulho em um tempo de entrega, em que não temos mais controle. Para muitas pessoas, essa sensação de se deixar envolver pelo sono produz uma profunda harmonia e um sentimento de plenitude. Por isso, quem passa por essa experiência diariamente deve manter esse privilégio. Os outros – como eu –, que perderam essa oportunidade em algum instante da vida ou assumiram uma falsa relação com o sono, lhe dirão: "Desfrute-o!" Certa vez, uma pessoa que estava em um evento de meditação comigo me revelou suas dificuldades de voltar a dormir no meio da noite: "Não consigo relaxar e conciliar o sono de novo". Ela queria pôr em prática em plena noite as orientações que recebera na meditação. Eu respondi: "Pare de tentar se soltar e aguente firme".

Quando durmo, mesmo que meus músculos estejam relaxados, estou sempre presente: meu corpo está deitado na cama, é claro, mas é uma ação voluntária. Estou ali, diante de mim. Essa possibilidade de sentir o corpo quando estamos dormindo ou quando acordamos no meio da noite me foi apresentada por outra visão da meditação e da ioga que é diferente da que costuma ser divulgada. "Aguentar firme" é ficar presente à noite, fisicamente, com seus pensamentos por vezes obsessivos, para que eles possam sair do quarto. Em meu caminho de meditação, conheci um monge indiano que disse o seguinte: "Meditar é estar em todo lugar ao mesmo tempo, com todo o seu ser. Meditar é interagir com o universo inteiro no centro do cosmos". Essa definição, de cunho poético e filosófico, me ensinou que precisava *estar presente* o máximo possível na meditação, em qualquer circunstância, em todo momento da vida. Mais tarde, a descoberta da hipnose – palavra derivada de *hypnos*, que significa "sono" em grego – me deu mais alento nessa caminhada. Ao estudar essas três disciplinas, meditação, *Yoga Nidra* e hipnose, consegui aproveitar melhor esse terço da minha vida e parar de me estressar e ficar apavorado quando desperto de repente às 3 horas da madrugada. Aos poucos, aprendi a sentir o corpo não como se estivesse fazendo esporte, com os movimentos e as dores musculares que o acompanham, mas sim com outros recursos, como a respiração ou a imobilidade, mais úteis durante a noite. Ao inspirar e expirar tranquilamente, posso sentir o ventre, os pulmões, o ar circulando pelo corpo todo. A hipnose (e a auto-hipnose) me ajudou a usar a imaginação para entender melhor minha realidade física: sei muito bem que, quando sinto o peso da cabeça no travesseiro e *respiro pelas têmporas*, essa é, evidentemente, apenas uma imagem que não corresponde a nenhuma realidade fisiológica. Mas essa metáfora nos permite desenvolver novas experiências, aumentar nossas percepções, para estarmos totalmente presentes, e, assim, entrar em uma forma de plenitude. Daí nasce um sentimento de *completude*: a meu ver, não há mais distinção entre o corpo e o espírito, aprecio meus pensamentos, cada um dos meus gestos, e a noite me abre então novas possibilidades.

Deixo os pensamentos obsessivos se dissolverem no colchão através das minhas palmas, enquanto os outros, que me estimulam, vibram sob meus olhos semicerrados.

Quando desperto no meio da noite (e isso ocorre muitas vezes) pensando: "Esta é a palavra que eu procurava; este era o elo que faltava entre duas ideias; é assim que podemos concluir essa história", não fico nem um pouco surpreso ou irritado. Para voltar a dormir, não me mexo, não me levanto, apenas procuro *dormir de novo*, para recuperar o privilégio do bebê que *dorme à noite*.

Às vezes acordo no meio da noite e, antes de adormecer de novo, sinto que não estou nem acordado nem dormindo, mas isso não tem importância alguma, porque o sono faz parte do meu dia, e o dia faz parte do meu sono. Sei que de manhãzinha, enquanto me espreguiço na cama, vou me lembrar naturalmente da ideia que me despertou, então sorrio e fecho os olhos por mais um instante. Fico feliz em saber que o percurso dos meus pensamentos continua, passo a passo, durante esse espaço de tempo em que estou ativamente relaxado. Essa progressão me levou a considerar o sono não como uma ausência, mas, ao contrário, como um tempo em que estou mais disponível para mim mesmo, para minhas percepções e emoções. Isso foi necessário para que eu pudesse evoluir, criar e me manter criativo desde o período de crise que me deixou preso no leito. De certa maneira, Adrian estava certo ao pensar que o sono o protegia do mundo.

Se a noite é um espaço que alimenta minha criatividade, é porque não considero mais os despertares noturnos como inadequados, mas sim como uma oportunidade (quando não estão ligados a pensamentos obsessivos, que logo tento eliminar). O sono, assim, se torna um período em que a criatividade se expressa, bastando para isso se manter aberto para que as ideias possam fluir até a ponta dos dedos, até a ponta dos lábios. Inúmeros artistas testemunharam esse aumento da criatividade quando dormem profundamente: Paul McCartney jura que se levantou em plena madrugada para escrever a partitura da música *Yesterday*, com a qual acabara de sonhar. O mesmo aconteceu com a canção *Let It Be*. Sting viveu essa situação com *Every Breath You Take*. Edgar Allan Poe teria encontrado inspiração para algumas histórias durante a noite. O sono é, definitivamente, um momento de vida. Nesse silêncio absoluto da insônia, descobri *todo um mundo de ruídos*, de tudo o que é, de tudo o que resta, de tudo o que *existe*, quando a agitação se extingue e a existência desperta. Assim, enquanto algumas pessoas tentam combater a insônia, eu a transformei em um alimento para a minha vida. Como se nesse lugar, nesse recanto, onde me deixo envolver pela fadiga, cansado, nesse recuo que se tornou um impulso, eu desabrochasse...

O sono, mesmo nos períodos de insônia, é para mim agora um momento agradável de que desfruto, uma experiência que às vezes me proporciono também durante o dia: quando preciso ou sinto vontade, faço pequenas sestas *entremeadas de insônia*.

Essa experiência, ao mesmo tempo que me fez perder o medo de dormir, fez Adrian perder o medo de não dormir. Ele passou a ter outro enfoque da relação que tinha com o sono. Em vez de ficar lutando, repetindo *que não vai aguentar se não dormir suas oito horas*, ele começou a aproveitar outro aspecto de sua vivência: "Vivo períodos muito intensos profissionalmente, além dos conflitos sentimentais, mas isso são apenas transições em minha vida; o resto do tempo, eu durmo. Eu dormirei". A palavra-chave que sobressai nessa frase é "transição". Ao aceitar que esse estado de fadiga era passageiro, Adrian encontrou um novo ritmo. Na verdade, ele dormia seis horas por noite, e isso não lhe bastava, mas ele desfrutava esse repouso sem se angustiar com o cansaço, sem antecipar as catástrofes que iriam abatê-lo por falta de atenção ou de energia. Além disso, consciente de seus limites, ele tentou reduzir seu ritmo de trabalho por um tempo. Aos poucos, beneficiou-se disso, ao perceber que essa fadiga, razoável, lhe proporcionava uma simplificação de seus pensamentos, uma precisão maior e o instinto de buscar o mais justo; daí surgiu uma nova habilidade. Portanto, Adrian transformou esse episódio doloroso – e cansativo – em uma experiência inédita, a de abandonar a crença de que não tinha mais domínio de si próprio. Ele fez desse momento sem o sono ideal uma oportunidade para atingir o essencial, questionando-se sobre sua vida e como reorganizá-la para evitar que um suposto sofrimento se tornasse real, depois crônico. Ele funcionou em modo degradado, como se diz em aeronáutica, habitou seu corpo de forma menos intensa do que o habitual, e isso lhe permitiu transpor o obstáculo. Ele se adaptou a essa realidade e se beneficiará dela sempre que for necessário, cada vez com maior facilidade, sem medo nenhum.

Essa nova maneira de encarar a noite, sem estresse, sem preocupação de não descansar o suficiente, inspirou Adrian a encontrar um tratamento para uma paciente exaurida. Ela fora consultá-lo porque não conseguia dormir havia vinte anos. Tomava soníferos, mas precisava trocá-los regularmente, pois depois de algum tempo não faziam mais efeito. "Eu não sei por que não durmo", afirmou ela, "não consigo explicar. No entanto, quero descobrir o motivo." Eu costumo dizer que não existe razão. É assim. Mas, quanto a mim, quero dormir. Adrian lhe perguntou qual era seu ritual para dormir – se é que havia algum. "Quando estou cansada, vou para a cama. Mas, assim que eu me deito, meus pensamentos começam a girar na minha cabeça, impedindo-me de relaxar. São sempre os mesmos, o tempo todo. Fico repetindo obstinadamente que preciso dormir, então tento parar de me dizer isso, mas não adianta nada." Adrian sugeriu a ela que parasse de tentar escolher, que decidisse não ter opção e assim fizesse uma não opção. Que aceitasse o fato de não estar nem totalmente dormindo nem completamente acordada. "Desista de tudo, de qualquer obrigação, assim poderá prescindir dos pensamentos." A prescrição não foi, como a mulher esperava, novos soníferos, mas ele disse o seguinte: "Esteja disponível para você, tanto dormindo quanto acordada". Ela, um pouco cética, concordou em seguir as recomendações dele e sentiu um alívio progressivo. Em seguida, conseguiu substituir os soníferos químicos por produtos naturais que ele receitara. O caminho ainda é longo, mas ela está melhorando.

Conheço bem a irritação que sentimos quando os pensamentos não dão trégua e tudo o que queremos é fechar os olhos e desaparecer no repouso. Também acontece comigo de ficar remoendo fatos e problemas; nem sempre relaxo à noite. Para mim, é inútil ficar me obrigando a pensar em outra coisa, isso nunca funcionou. Em contrapartida, o que surtiu efeito foi me concentrar no pensamento obsessivo, dando-lhe um tipo de realidade. Mas, para chegar lá, precisei fazer muito malabarismo. O pensamento que me tira o sono gira uma vez sobre si mesmo, duas vezes, três vezes, então começo a observá-lo, como se eu pudesse, com um simples deslizar, sair para o exterior e vê-lo se preparando para o giro seguinte. Aí, com os olhos fechados, focado nesse pensamento, eu digo: "Bom, já ouvi. Obrigado por ter me avisado; tudo bem, você é um assunto importante e não posso ignorá-lo. Mas, para lhe dar toda a atenção que você merece, preciso descansar esta noite para me recuperar. Se eu fizesse isso agora, não lhe daria o justo valor e correria o risco de distorcer e ampliar inutilmente suas palavras, bem como minha reação, prejudicando a análise daí resultante. Então espere, vou voltar mais tarde, quando estiver descansado e desperto. Amanhã, daqui a pouco, em algumas horas". Em seguida, viro-me na cama, sinto o contato com o lençol, deslizo a perna no colchão ou fico na posição fetal e divirto-me por ter conseguido adiar essa tarefa que me aguarda agora sem medo de ser esquecida.

Esse movimento da perna que desliza é um primeiro passo. O primeiro de uma viagem ao centro do sono que eu tenho o prazer de fazer diariamente, sejam quais forem a forma e a duração, e que Adrian e eu lhe sugerimos praticar. Se não for agora, pode ser à noite, de manhã ou quando quiser. Quando escurecer e estiver silêncio, feche as cortinas, mantenha os aparelhos eletrônicos na sala de estar, para deixar as lâmpadas e outros indicadores luminosos longe dos olhos, como um farol distante que só divisamos no fim da viagem, de manhãzinha.

Essa viagem imóvel que lhe oferecemos vai levá-lo o mais longe possível. Vamos caminhar juntos e tentar chegar ao mesmo lugar: porque, embora tenhamos o mesmo destino, ele será, de certa forma, próprio de cada um.

Meu destino no momento é uma pequena aldeia, no meio do deserto. Ela é cercada de areia e de sol. Você pode chegar à montanha, a um prado, ou então à floresta, na primavera, sob os ramos agitados das árvores. Ou ainda ao mar alto, ou às nuvens. Eu não sei, mas você já sabe, pois já esteve lá antes.

Nosso destino é... Adormecer.

O João Pestana do meu deserto nos guia.
Prepare-se... e deite-se na cama.
Deslize entre os lençóis, sinta o seu frescor ao contato com a pele, a cada movimento.

Sinta o tecido da sua roupa. É macio, fresco, quente, confortável ou... ausente.

Sinta a maciez do travesseiro, deixe-se envolver, absorver, pelo algodão do colchão.

O edredom toca levemente sua pele, seu rosto, e deixa você cada vez mais confortável no travesseiro.

Não tente dormir, senão só vai se distanciar do seu destino. Para continuar na estrada para Adormecer é preciso pagar pedágio dispensando algum peso: para isso você pode usar pensamentos. Cada passo que dá é um pensamento que cai.

Aos poucos, você se aproxima de Adormecer. As luzes surgem, brilham, iluminam um tempo da sua vida. Você ainda tem muito a fazer para se livrar de tudo o que o estressa.

A experiência sugerida anteriormente foi baseada em um conto, escrito por mim e Adrian, sobre o sono e a viagem que ele nos inspira. Mas, em minhas peregrinações literárias, encontrei recentemente, em um livro de um autor famoso, um trecho que diz mais ou menos a mesma coisa com uma linguagem sublime: "Como naquelas noites eu entrasse bem tarde no hotel, reencontrava com prazer em meu quarto, que já não me era hostil, a minha cama onde, no dia da minha chegada, achara que seria sempre impossível repousar e onde agora os meus membros, tão cansados, buscavam apoio; de modo que, sucessivamente, minhas coxas, meus quadris, meus ombros tentavam aderir em todos os seus pontos aos lençóis que envolviam o colchão, como se minha fadiga, que se assemelhava a um escultor, tivesse desejado tirar o molde total de um corpo humano"[1].

Esse autor é Marcel Proust. E o texto foi extraído do volume 2 – *À sombra das moças em flor* – de sua obra *Em busca do tempo perdido*.

---

1 PROUST, Marcel. *Em busca do tempo perdido 2 – À sombra das moças em flor.* Tradução: Fernando Py. ISBN 857110770X. Livro em português, brochura, 1ª ed., 2004.

A falta de sono faz a pessoa se sentir em um tipo de nevoeiro. Pelo menos foi o que me confessou uma amiga que sofre de insônia, durante uma sessão de hipnose. Isso não seria tão grave se não provocasse igualmente distúrbios da memória, pouco compatíveis com sua profissão (ela é arquivista). Nesse dia, ela estava naquele estado de flutuação, e eu consegui convencê-la a ir para casa: "Banhe-se em sua letargia, mergulhe no rio do esquecimento. Então, deixe-se levar pelo sono". Isso me parecia um meio sensato de fazê-la sair de uma realidade alterada, onde sua memória estava nublada, onde tudo lhe parecia um pouco distorcido, como em um sonho.

Ao conversar com Adrian sobre isso, a ideia de "realidade alterada" nos levou a questionar o homem que inventou o conceito de "fatos alternativos" (*alternative facts*) – conhecido como o líder de uma das maiores potências mundiais. Muitos críticos garantiram que é um sinônimo de "mentira", nem mais nem menos. Em nossas reflexões, Adrian e eu nos perguntamos se não haveria um pouco de verdade, de sinceridade neste adjetivo: "alternativo". Assim como minha amiga, quando não dorme e passa o dia cansada, envolvida em uma névoa, esse homem certamente vive em uma realidade muitas vezes alterada. É fato notório que ele nunca dorme de maneira regular, despreza o sono e o repouso. Acorda e se levanta no meio da noite para comer qualquer coisa – em geral, empanturra-se de hambúrguer e pizza, mas também dos tuítes que desfilam em seu *smartphone*. Portanto, parece bastante lógico que, como o comum dos mortais, cansado devido à hora tardia e à digestão difícil por ter comido muito rápido às 3 da manhã, ele acabe não sabendo mais o que é real e o que não é. Vamos supor que, à medida que as horas passam e os dias se sucedem da mesma maneira, sua percepção da realidade se altere. Que suas ideias, tal como sua barriga, se dilatem. Que, de repente, o anão se torne enorme, que o fato engraçado vire drama, que as notícias locais aumentem até se transformarem, a seus olhos cansados, em catástrofe nacional, mundial, e que ele enxergue uma multidão onde há apenas um pequeno grupo. Então, por causa dessa realidade alterada, esse homem entende o mundo de forma "alternativa". E é com tal espírito que ele posta tuítes agressivos, injuriosos, difamatórios, desdenhosos e às vezes obscuros. Tudo isso seria apenas um caso a observar com interesse se ele não tivesse tanto poder nas mãos. Alguns de seus colaboradores, ao abrir o Twitter de manhã, morrem de medo de ler o que seu líder postou durante a noite, temendo o incidente, a faísca que acabará incendiando a pólvora. Muitos deles já se demitiram, esgotados com essa angústia. Poderíamos sentir um pouco de compaixão e pena desse homem, mas, em seu caso, devido à extensão dos danos que pode gerar, a queixa atinge todos nós e o planeta que nos acolhe. Sua atitude de cultivar o estresse é um perigo para a humanidade inteira.

* * *

Outro homem, de um tipo completamente diferente, mas em posição semelhante, atraiu nossa atenção. É bem mais jovem, mais ponderado, brilhante, dinâmico e enérgico, e sua força de trabalho, já excepcional, é multiplicada pelo fato de ele dormir pouco. Ele tem esse privilégio, que reconheço por tê-lo desfrutado, embora em menor grau, quando mais jovem. No entanto, de tanto insistir nesse hábito, essa figura levou alguns de seus colaboradores ao *burnout* em poucas semanas. Uma mulher confessou recentemente que costumava deixar o trabalho às 23 horas, para retornar às 7 da manhã do dia seguinte; tempo suficiente para dar boa-noite ao marido, quase adormecido, e bom-dia às crianças, ainda sonolentas. Outro, deputado e pai de família, confessou que seu filho lhe pedira um cronômetro de presente de Natal, para medir o tempo que ele lhe dedicava por dia. Então, surge a questão: como é possível alguém conduzir uma nação inteira impedindo seus subordinados de dormir e descansar, sob o risco de consumi-los de fadiga? É uma abordagem que nos parece singular, ainda mais porque é impulsionada por uma vontade de fazer o bem. A história nos ensinou muitas vezes que sermos zelosos ao extremo, apressados demais na ânsia de fazer o bem, pode nos levar a um resultado contrário às nossas intenções.

Não sei por que esses dois homens dormem tão pouco. Recorrendo a outros exemplos do passado, me pergunto: seria por medo de morrerem durante o sono, como os reis da Idade Média que em geral dormiam sentados por medo de nunca mais abrir os olhos se deitassem? Mesmo não havendo resposta para isso, estou convencido de que a falta de sono, que nos faz dormir em pé, pode nos arrastar para uma conduta irracional, o que constitui uma séria ameaça tanto no plano individual como no coletivo. Toda pessoa com responsabilidade, seja político, seja economista ou empresário, deveria se preocupar com essa questão, visando seu bem-estar e o de sua equipe de colaboradores.

Se a falta de sono de uma pessoa pode criar uma fadiga coletiva, pode, inversamente, estar na origem de um mundo que esgota os indivíduos, aprisionando-os em um movimento contínuo. Adrian me contou a história de uma paciente que se tornou analista financeira por vocação, mas também por gostar do controle. Ela passava o tempo todo consultando os mercados financeiros: durante o dia atendia os clientes e à noite cuidava das próprias aplicações. De dia, estudava os mercados europeu e americano e de noite, o mercado asiático. Essa obsessão começou a ocupar cada vez mais espaço em sua vida e a interferir em suas noites. Ela monitorava as atividades e havia calculado, não se sabe como, em que momento devia entrar em um sono profundo, "aquele que é indispensável", segundo suas palavras, e em que momento devia sair dele. Assim, podia ligar um alarme para dormir unicamente nos momentos "indispensáveis" e acordar várias vezes à noite para controlar a oscilação da bolsa em Hong Kong, Xangai ou Tóquio. Adrian ficou assustado, mas a paciente se superava: achava que, como monitorava seu sono "perfeitamente", a causa do esgotamento não devia ser a gestão das noites. E concluiu: "Quero aprender algumas técnicas de auto-hipnose para poder repousar uns minutinhos durante o dia". Adrian lhe sugeriu, em vez disso, que mudasse seus hábitos o mais rápido possível: "Já que concorda em dormir durante o dia em Paris, que tal aceitar a ideia de dormir quando é dia em Tóquio? Você precisa descansar antes e depois do sono profundo, seu raciocínio é incoerente!" Mas foi perda de tempo. Ela saiu do consultório muito irritada com aquele médico teimoso que se negava a ajudá-la a "otimizar sua vida", tal como otimizava seus ganhos. Nunca mais voltou a procurá-lo. Se não tiver sido salva por um *burnout*, é bem provável que continue acomodada em sua irracionalidade total, presa à sua realidade alterada.

Comer no meio da noite, responder a *e-mails* ou interagir nas redes sociais a toda hora, sob o impulso do momento, interromper voluntariamente seu repouso por uma razão qualquer, tudo isso afeta a qualidade do sono. Talvez o que escrevo aqui pareça óbvio para o leitor. No entanto, é forçoso constatar que, uma vez que o indivíduo assuma um hábito contrário ao bom senso, a relação entre essas más práticas e o fato de estar cansado e sonolento o tempo todo só é detectada por quem é vítima do problema. Quando resolvemos essa situação, percebemos naturalmente a evidência. Então podemos tomar decisões que melhorem a qualidade do sono e sua duração. Mas, quanto mais esses hábitos estiverem arraigados, mais difícil será a tarefa.

Certa vez, em um seminário, um homem me abordou durante o intervalo. Ele revelou que acordava no meio da noite e não conseguia voltar a dormir antes de amanhecer. Ele percebia que tinha cada vez mais dificuldade de se concentrar. No entanto, não sabia por que aquilo acontecia: fazia ioga e meditação, praticava esporte regularmente e não possuía vícios. Ele morava sozinho, mas vivia bem. À noite, por volta das 22 horas, seu prazer era comer uma bela costeleta acompanhada de uma ou duas taças de vinho, enquanto assistia a dois ou três episódios de um seriado. "Mas, veja bem: não vejo séries de ação, para não me estressar e excitar a mente antes de ir para a cama." Em compensação, ele não fez nenhum comentário sobre a composição do jantar e a hora da refeição. Não percebera a relação entre o vinho tinto, a comida pesada e seus despertares noturnos. Eu lhe disse: "Você gosta de se alimentar bem. Então escolha uma refeição que seja adequada ao horário: pode comer uma carne gordurosa e tomar vinho, se isso lhe dá prazer, mas mais cedo, ao meio-dia, por exemplo, e à noite faça uma refeição leve. Assim, dormirá melhor". Ele dissociava completamente o prazer do sono: para ele, o jantar era um prazer, ao passo que o sono era apenas um momento de ausência, com certeza necessário, do qual não podemos prescindir. Eu achava que a consulta havia terminado, mas ele permaneceu sentado, com ar sonhador. "O problema é que eu gosto muito das minhas noites tal como são...", explicou, aborrecido. Então analisamos sua agenda diária. Ao meio-dia, ele comia uma refeição leve para poder meditar em seguida. Eu sugeri que transferisse essa atividade para depois do jantar. Isso lhe possibilitou adotar um novo ritmo de vida e, ao mesmo tempo, reduzir o consumo de álcool.

Quando estamos cansados, sonolentos, é difícil perceber a realidade em seu conjunto e distinguir a causa das insônias cotidianas. O mau hábito desse homem lhe dava "tanto prazer" que ele não conseguia julgá-lo prejudicial ao sono. Adrian enfrentou a mesma problemática com um jovem motociclista que havia sofrido um acidente grave na estrada. Como ficara acamado por vários meses, ele mandara instalar a televisão em seu quarto e assistia a seriados até tarde da noite para esquecer a dor. Quando o período de convalescença terminou, ele não recolocou a televisão na sala. Então, progressivamente, os distúrbios do sono foram aparecendo e ele não entendia por quê. Foi consultar Adrian e lhe falou do acidente, da retomada ao trabalho, do esporte que recomeçara, mas nunca sobre as horas passadas diante da tela. Só depois de várias sessões conseguiu se lembrar, sem querer, de que a TV estava perto da cama!

Adrian pediu ao paciente que tirasse o aparelho do quarto ao voltar para casa. Sua intenção era dupla: fazê-lo entender que a TV era um efeito secundário do acidente, o prolongamento desse acontecimento trágico, porque foi por causa dele que ele adquirira o hábito de ver seriados na cama e de se privar de dormir espontaneamente. Como estava curado, não precisava mais dessa muleta. Agora, ele devia se acostumar a reconhecer os sinais que precedem o sono ao se deitar: o bocejo, os olhos pesados, a cabeça pendente, as pálpebras que caem. Ele quase se esquecera deles. Também não sabia que, quando se perde o trem do sono, reinicia-se um novo ciclo de uma hora e meia antes de passar o próximo. A segunda intenção de Adrian era preservar o quarto do paciente, devolvendo-lhe a dimensão privada, íntima. Quando assistimos a seriados no quarto, colocamos a vida dos outros em nosso espaço de dormir, onde passamos um terço da vida. E, nesse período, o único herói que deve habitar esse recanto somos nós mesmos. Viver a vida dos outros, mesmo estando em nosso quarto, pode nos fazer sentir suas emoções e sofrimentos, o que não é nem um pouco favorável ao sono, que assim custa a aparecer.

Sem falar nos que ligam o *tablet* no meio da noite, para voltar a dormir com as aventuras inspiradas na vida de um traficante de drogas em Medelín. A esses, eu sugiro a leitura do livro *Em busca do tempo perdido*: aposto que não precisarão ler mais de uma página, quem sabe só uma frase, para que o sono volte.

A história desse motociclista não acaba aí. Meses depois, ele retornou ao consultório de Adrian. Seu sono havia melhorado, mas sentia algumas dores, sobretudo na altura dos ombros. Isso o fazia despertar no meio da noite, por volta de uma da manhã. Ele se levantava por um instante e voltava a dormir lá pelas 3 horas, após ter beliscado algo e fumado alguns cigarros. Dessa vez, explicou a Adrian que dormia em seu sofá confortável depois do jantar e voltava a dormir ali após a insônia que o conduzia à cozinha. Nesses dias, nem sequer entrava no quarto. Adrian lhe sugeriu, mais uma vez, recolocar as coisas no lugar: "Você fez bem em pôr a televisão de volta na sala e a comida na cozinha, agora só falta passar a noite na sua cama, no quarto". Após esse dia, o jovem compreendeu tudo e, ao recuperar o prazer de dormir na cama, também recuperou o de dormir – e de descansar realmente.

Lembro-me de um homem que fazia natação comigo. Um dos nossos treinamentos acabava às 22h30; quando ele chegava em casa, era quase meia-noite, e tinha de se levantar às 6 horas para trabalhar. Assim, ao se deitar, esperava dormir em seguida, mas ficava virando na cama por muito tempo. Chegou a pensar em parar o esporte. Propus a ele que adiasse seu sono em meia hora (unicamente nesse dia) e usasse esse tempo para se concentrar na respiração, recorrendo a uma forma de auto-hipnose. Ele seguiu minha sugestão e, assim, passou a conciliar o sono mais facilmente e a dormir melhor, embora um pouco menos nesse dia.

Para todas essas pessoas – o obcecado pelo controle, o amante de um bom jantar, o motociclista acidentado na estrada, o meu colega de natação –, o sono era natural, uma evidência. E, como não lhe davam valor, não o preservavam, não o protegiam, até que um dia o perderam. Exceto para a analista financeira, avessa a qualquer questionamento, dormir mal ou pouco foi um problema transitório.

Como acabamos de ver nesses exemplos, um mau hábito pode ser o responsável pela dificuldade de conciliar o sono. Um trauma, uma crise passageira, um momento de estresse, de tristeza ou de raiva, um período de luto, uma separação, tudo isso nos perturba tanto à noite quanto de dia. Em algumas semanas ou meses, após consultar um médico ou fazer sessões de hipnose ou de sofrologia[2], com a ajuda de produtos naturais – que às vezes podem substituir os medicamentos químicos –, a situação se resolve. Todavia, é importante distinguir esses distúrbios que afligem muitos de nós dos problemas causados por um mau relacionamento com o sono ou por maus hábitos adquiridos, lembrando que os casos de insônias crônicas e patológicas precisam de tratamento médico.

Adrian aconselha as pessoas que estão nessa situação a consultarem um médico ou terapeuta. Pois, às vezes, a falta de sono persistente pode ocultar outro problema, que preferimos esquecer. Uma mulher de uns 30 anos procurou Adrian por um motivo curioso: "Doutor, eu não sonho". Surpreso com a queixa da paciente, ele perguntou: "Você quer dizer que não dorme?" "Não, eu durmo muito bem", respondeu a jovem. "Mas não sonho." Ela parecia transtornada. Adrian a interrogou, intrigado, mas nessa primeira consulta não teve resultado. Tentou tranquilizá-la, dizendo que todo mundo tem sonhos,

---

2 Sofrologia é uma técnica baseada na ioga e na hipnose que visa estimular as forças responsáveis pela harmonia biológica do ser humano por meio da consciência. (N. da T.)

mas nem todos se lembram deles. A paciente estava obcecada pelo problema. Mesmo com várias consultas, não conseguia compreender a situação. Um dia, ela anunciou: "Estou sempre de olhos abertos". Isso deu a Adrian uma nova pista. Embora essa frase não os levasse muito longe, ele acreditava que ela os livraria daquele impasse. Acabou prescrevendo à paciente um tratamento medicamentoso cujo efeito secundário, entre outros, é a dificuldade de dormir. Logo, o sono da mulher ficou tão alterado que ela passou a ter pesadelos. Foi então que, no meio dos pesadelos, lhe veio uma lembrança: ela fora vítima de um estupro e ocultara totalmente esse traumatismo. O fato de não reter os sonhos era sem dúvida uma barreira de proteção que se infiltrara nela em algum momento, explicou Adrian. E, se ela se preocupava com a ausência de sonhos, sabia agora que isso escondia algo importante. Ao vivenciar o sono de outra maneira, ela conseguiu lidar com sua angústia e enfrentar uma realidade que a abalava, com toda a razão.

Lembro-me de um caso bem diferente, de um amigo esportista de alto nível, cujo desempenho estava caindo nitidamente. Ele explicou-me que, durante a noite, se contorcia de dor enquanto dormia. Não percebia, não sentia nada, mas sua namorada, que acordava com os gemidos dele, o avisou. No entanto, ele tinha a impressão de dormir bem, exatamente como de costume. Eu lhe sugeri que consultasse um médico do esporte e depois um gastroenterologista, mas nenhum dos dois descobriu nada de anormal. Em seguida, ele procurou um psicoterapeuta indicado por mim, mas este também não detectou nada em particular. Todos concordavam em uma coisa: ele estava estressado, ansioso, certamente pela proximidade do fim da carreira, e precisava encontrar outra atividade que lhe permitisse descansar. Após algumas sessões de relaxamento, sem grandes resultados, eu lhe propus que fechasse os olhos e soltasse a imaginação, visualizando um lugar para descansar e passear. Então, ele o descreveu como um belo jardim com duas árvores no meio, rodeadas de grama. "Se quiser, vá até uma das árvores e toque-a", continuei. "Eu não posso", respondeu ele e começou a se contorcer de dor. Agora estava totalmente em contato com esse sentimento do qual só ouvira falar e que o exauria. Quando abriu os olhos, ele se deu conta da causa de seus males. Como um clarão que ilumina de repente uma área de sombra, ele percebera a relação entre as duas árvores e sua situação amorosa. Essas duas árvores que ele visualizara representavam, na realidade, duas mulheres: sua namorada de sempre, com quem morava havia muito tempo, e outra moça, por quem se apaixonara. Ora, assim como não conseguiu se aproximar de uma das árvores, não era capaz de escolher entre as duas mulheres. E isso lhe provocava dor no peito... e na barriga.

Esse esportista não apresentava nenhum sintoma direto: não tinha dores, não estava deprimido, alimentava-se bem e acreditava dormir em paz. Apenas a fadiga diurna e seu baixo desempenho indicavam que havia algo errado. Ele se anestesiara, dissociando sua situação amorosa de todo o resto de sua vida, física e moral. Se a namorada não o tivesse avisado, quanto tempo ele ainda ficaria com dores noturnas até descobrir que havia coisas a resolver?

Sem ir muito longe na questão da negação do sofrimento, muitos homens e mulheres procuram médicos e terapeutas queixando-se de sintomas estranhos, como náuseas e diarreias que os incomodam à noite e que não estão associadas a nenhuma doença identificável. Eu observei que as pessoas afetadas por esses males sofriam, em geral, de uma angústia extrema ou de forte estresse na vida cotidiana. Durante o sono, seu mal-estar podia enfim se expressar: quando o corpo relaxava (no caso, as vísceras), conseguia pedir ajuda e ser o porta-voz de um sofrimento ignorado, certo de ser ouvido.

Os profissionais que cuidam dessas pessoas tentam fazer desse mal-estar uma oportunidade para aliviar a pressão durante o dia, de modo que o corpo não use mais o momento do sono para soar o alarme. Para isso, eles recomendam praticar exercícios de relaxamento em várias horas do dia, além de usar uma técnica bem antiga, mas que voltou à moda: a sesta.

Nos últimos anos, os bares e restaurantes que oferecem espaço para sestas surgiram nas metrópoles do mundo inteiro, e os cidadãos podem se deitar por vinte minutos (aconselha-se não cochilar por muito tempo, para não atrapalhar o sono noturno). A sesta, além de ser um prazer – pelo menos para mim –, é uma maneira bem eficiente de se recuperar no meio do dia.

Essa moda não escapou aos especialistas em *marketing* e aos fundadores de *startups* do Vale do Silício ou de outras regiões. Surgiram engenhocas de todos os tipos para nos ajudar a medir o sono: pulseiras conectadas, aplicativos de *smartphone*, luzes sinalizadoras que projetam um feixe de luz girando lentamente no teto, que nos embalam ao som do marulho das ondas ou de batimentos cardíacos. Embora já tenham sido constatados problemas na utilização desses produtos – algumas pessoas ainda se esforçam para produzir novos dispositivos, verificando compulsivamente as estatísticas fornecidas por essas engenhocas e aplicativos –, observamos que eles podem oferecer uma solução passageira para os distúrbios do sono. O mais importante é usá-los como um tratamento pontual, ou seja, uma ferramenta para voltar a um estado em que o natural retoma o seu lugar.

Para expressar melhor a importância dessa questão, recorrerei a uma comparação aparentemente um pouco absurda. Imaginemos que alguém nos faça uma proposta semelhante para atender a outra de nossas funções vitais: respirar. Talvez você ache engraçado, mas não é improvável que esse tipo de oferta apareça algum dia. E o que acontecerá então com aqueles que não puderem mais prescindir de seu aplicativo, de seu objeto conectado para respirar, para encontrar o ar que nos permite relaxar um instante, além de nos manter vivos?

Mas, independentemente das inovações tecnológicas e dos desafios que envolvem a sua chegada, toda a atenção dedicada ao sono e ao descanso associado à sesta nos permite tomar consciência de que o sono e o descanso fazem parte da vida e são essenciais para manter o equilíbrio. Por isso, devem ser preparados, poupados, apreciados por todos nós, sobretudo aqueles que se distanciaram dessas necessidades fundamentais. Adrian e eu esperamos que essa moda em torno do sono não seja efêmera. Que todos compreendam que o sono é uma função vital, mas também um prazer, assim como comer ou se movimentar. Que essa terça parte da vida que passamos dormindo seja tão valorizada quanto as outras. Que ela se torne um momento em que *fazemos* a noite, como fazemos as outras atividades ao longo do dia.

Lembro-me de um jantar em que, entre os convidados, havia um médico, o doutor Philippe Presles, um amigo terapeuta que utiliza técnicas muito criativas e com quem colaboro regularmente. O filho de nosso anfitrião, de 5 anos, não queria dormir: temia que os monstros o devorassem durante o sono. Isso já vinha acontecendo havia várias semanas, e os pais estavam exaustos. Já tinham experimentado de tudo: luz indireta, beijinhos e abraços, leite quente... Em vão. Meu amigo foi até o quarto do menino e lhe disse: "Os monstros querem te comer? Mas por que não? Você já jantou, agora é a vez deles. Deixe que te comam!" E, ao dizer isso, ele fez de conta que devorava seu pé, a barriga, as pernas. O garoto morreu de rir. "É um prazer ser comido por um monstro, não? Você só precisa convidá-los para prolongar esse momento. Venham, bom apetite, monstros!", disse ele, apagando a luz antes de sair do quarto. Nessa noite, a criança dormiu profundamente. Na manhã seguinte, comentou com os pais: "Eu adorei a noite passada e me diverti bastante com os monstros, que me fizeram cócegas". A noite fora agradável, e o menino acabara dormindo com prazer. Não era mais um momento em que ele tinha de se submeter, sem reagir, às agressões dos monstros vilões. Ele havia reabitado seu sono, apreciando tanto os sonhos como os pesadelos, porque agora era o mestre: fora ele quem decidira deixar os monstros o devorarem depois de convidá-los. Permanecera presente diante de si próprio: o sono não era mais um momento sombrio e inquietante, um momento solitário em que ele se sentia vulnerável, sem os pais para protegê-lo. Ao contrário, a noite fora reintegrada em sua vida. Em sua simplicidade infantil, esse garoto compreendera em alguns instantes aquilo que Adrian e eu leváramos meses para teorizar. Assim, às vezes, basta um gesto, um pouco de imaginação para dormir bem como um bebê e se sentir profundamente descansado. O truque é seguir em frente, mesmo que a estrada pareça longa, rumo a *Adormecer em paz* e *Readormecer em paz*.

FOCO

O que acontece quando dormimos?

O sono e os sonhos sempre fascinaram o ser humano, há milênios. Já na caverna de Lascaux foi descoberta a pintura de um homem com cabeça de pássaro ao lado de um búfalo que o carrega. Especialistas afirmam que ele está sonhando, porque se encontra deitado e com uma ereção. E nós achamos que nada acontece enquanto dormimos?

Em geral, as universidades de medicina oferecem aos estudantes apenas um ensino parcial e muito limitado sobre o assunto, ao passo que as pesquisas relacionadas aos distúrbios do sono estão em franca expansão. O seu funcionamento e os tratamentos são paradoxalmente tão pouco abordados durante os anos de formação que é fácil compreender por que os pacientes procuram outros meios para melhorar a qualidade do sono, já que o uso excessivo de sedativos, soníferos ou psicotrópicos é um veneno para a população. Para se ter uma ideia, seu consumo na França é duas vezes mais elevado que no resto da Europa. Nós ainda sabemos pouco sobre o sono, e muitas coisas escapam à nossa compreensão. A começar por sua utilidade! É espantoso que uma espécie animal permaneça durante um terço de sua vida em situação de total vulnerabilidade. Há um ditado que diz que dormimos porque alguém vela por nós. A luzinha indireta e a música suave que colocamos no quarto das crianças têm o seu papel. Inúmeras teorias tentam encontrar uma explicação para o sono. Devido ao resfriamento corporal e cerebral que acontece nesse momento, ele seria necessário para recuperar os prejuízos vividos pela pessoa na véspera, em especial o estresse oxidativo, e o gasto energético, prolongando assim a longevidade. No plano da memória, ele permitiria a formação de novas conexões neurais, ajudaria a consolidar nossos aprendizados e eliminaria as conexões que se tornaram inúteis.

Mesmo não sendo "palpável", o sono é realmente um "órgão" como o resto do corpo, pois funciona com regras e princípios bem específicos. Ele é uma ação voluntária: nós vamos dormir, mas o processo é automático. A temperatura, a frequência cardíaca, a pressão arterial, todos os parâmetros vitais diminuem durante essa experiência, dando a impressão de que estamos às portas da morte.

Contudo, que vida! O sono se divide em vários ciclos, com uma duração de cerca de uma hora e meia que se repetem quatro ou cinco vezes por noite. O João Pestana não é uma invenção: a sensação de leve formigamento, o peso nos ombros, a respiração que se torna mais profunda quando a noite chega, indicam o melhor momento para dormir. A chamada *sleeping gate*, porta do sono, é como um trem que chega à estação para nos levar em direção aos sonhos. Se entrarmos nele nesse momento exato, adormeceremos logo e facilmente. No início, o cérebro não nos transmite a informação: temos a impressão de ainda estar despertos, ou entre o sono e a vigília. As percepções externas continuam ligadas, dando-nos a sensação de pensar, ouvir, movimentar-nos, sem dormir. E, no entanto, é assim! Essa ilusão leva algumas pessoas a dizer que nunca dormem – "Sou um insone habitual!". Na verdade, elas dormem, mas não percebem. O sono "lento leve" ocupa 50% de nossas noites, dando lugar ao "lento profundo", que ocupa 20% do tempo e no qual é difícil ser despertado. Em seguida, vêm os sonhos, apanágio do sono paradoxal – descoberto nos anos 1950 por Michel Jouvet –, em que um adormecimento muito profundo convive de modo surpreendente com sinais de despertar. Para evitar mover o corpo como fazemos no sonho, o movimento é completamente desativado. Mas movimentos oculares rápidos estão presentes (*Rapid Eye Movement*, que inspiraram o nome de uma banda musical bem conhecida, R.E.M.). Esse sono paradoxal é muito importante nos primeiros anos e diminui progressivamente ao longo da vida, motivo pelo qual os cientistas supõem que ele estaria ligado às nossas aprendizagens e ao amadurecimento do cérebro.

A percepção do próprio sono contribui para o repouso de modo subjetivo. Há dias em que acordamos após uma noite de dez horas sentindo-nos cansados; em outros, algumas horas nos bastam, desde que sejam de boa qualidade e suficientes para enfrentarmos um novo dia sem ficar pestanejando e dormindo em pé!

O sono não é igual para todo o mundo. Algumas pessoas são bem dorminhocas e precisam de seis ou sete horas para descansar, enquanto outras se sentem bem fisicamente com cinco ou seis horas. Em geral, os que dormem pouco sonham em desfrutar noites longas, ao passo que os dorminhocos os invejam por terem mais tempo para fazer outras coisas. Nunca estamos satisfeitos com nosso jeito de ser!

O sono também varia de acordo com a idade: os bebês passam 70% do tempo dormindo, ao passo que os idosos, a partir dos 60 anos, têm um sono curto e interrompido. Embora essa mudança seja normal, muitos se preocupam e chegam a encará-la como uma doença ou até como o início da demência, o que leva alguns médicos a prescreverem medicamentos que podem perturbar o sono ainda mais. Contudo, o simples fato de saber que essa alteração é normal traz alívio a muita gente. Por fim, um último conselho: durma em paz, deixando os problemas e as preocupações para o dia seguinte. Um recurso que recomendo é a meditação, pois, além de tranquilizá-lo e ajudá-lo a conciliar o sono, só fará bem para o seu espírito.

FOCO

Patologias do sono

Como qualquer órgão, o sono também pode ser objeto de vários males, desde o simples sintoma funcional até doenças mais complexas. Nós sabemos que ele é indispensável à nossa sobrevivência. Em 1963, o norte-americano Randy Gardner submeteu-se a uma experiência na qual ampliou seus limites fisiológicos. No entanto, onze dias depois, surgiram sinais de ameaças psíquicas vitais e somáticas, e assim a investigação teve de ser interrompida. Mas, paradoxalmente, no caso raro da agripnia, ou seja, a ausência total e comprovada de sono, um homem de 27 anos ficou acordado durante quatro meses por causa da coreia fibrilar de Morvan, ou síndrome de Morvan, antes de morrer!

As insônias, agudas ou crônicas, são frequentes, atingindo de 15% a 20% da população. De acordo com os horários, é possível saber as causas: a dificuldade de pegar no sono muitas vezes é associada à ansiedade decorrente de separação ou mudança de casa, ao passo que a dificuldade de voltar a dormir durante a noite talvez seja resultado de hipervigilância ou problemas domésticos. Nesse caso, as pessoas têm consciência de sua insônia. Porém, ela pode ser bem mais perigosa quando o indivíduo não se dá conta dela, como acontece nas apneias do sono (obstrutivas ou de hipoventilação). Suas causas são complexas, e o tratamento é obrigatório: por exemplo, o paciente pode precisar dormir ligado a uma pequena máquina para manter as vias aéreas abertas. Mas o diagnóstico precoce pode evitar problemas graves de saúde, como sonolência diurna, que costuma provocar acidentes de carro, dores de cabeça, disfunções cardiovasculares diversas, que vão de infarto a impotência sexual, perda de peso, distúrbios neurológicos etc. E, por vezes, só fazemos o diagnóstico tardiamente graças à sagacidade de um médico ou do cônjuge, preocupado com a interrupção recorrente da respiração do parceiro durante a noite.

Por outro lado, o excesso de sono (narcolepsia, hipersonia) também provoca esgotamento, uma vez que priva a pessoa do dispêndio físico e mental necessário ao nosso funcionamento. Dormir muito não é uma panaceia, incluindo o fim de semana, se isso implicar uma alteração abrupta dos horários de vigília e sono. Levantar-se e deitar-se cinco ou seis horas após o horário habitual é como fazer uma viagem às Antilhas ou à Ásia duas vezes por semana, e sentir o desconforto que chamamos de *jet lag*.

Alguns distúrbios do sono, como o sonambulismo, às vezes expõem a pessoa a situações bizarras, como levantar-se à noite para colocar um sanduíche no micro-ondas cujo recheio é um CD, em vez de queijo ou presunto. Costumam surgir também ansiedade e contrações involuntárias, que constituem movimentos anormais e atrapalham o descanso.

Mas a principal doença do sono, em geral voluntária, é justamente sua privação. Será que conseguiríamos criar uma apneia porque achamos que o tempo gasto com a respiração é inútil? Ou parar de beber líquidos para não ter que ir ao banheiro em seguida? Contudo, é isso que fazemos quando, voluntariamente, não respeitamos nossa necessidade de sono. A falta dele prejudica a concentração, aumenta a vontade de consumir alimentos não saudáveis, reduz a eficiência do sistema imunológico, causando danos a centenas de genes. Nossa condição ao volante quando dirigimos mais de dezessete horas seguidas corresponde a uma alcoolemia de meio grama por litro (limite legal de alcoolemia), e 24 horas sem dormir equivalem a uma alcoolemia de um grama por litro!

A patologia do sono mais grave, porém, é nossa falta de consideração por essa admirável possibilidade de recursos de que dispomos. Ela não consome nada, ao contrário, nos salva, permitindo-nos acesso a um mundo de sensações e de sonhos, gera energia para o dia seguinte e às vezes nos ajuda a solucionar problemas. Precisamos parar de transformar nossas forças em doenças!

5

celular e vida digital

"Você teria um carregador, por favor? Eu estou sem bateria..." Assim que se acomodou em sua cadeira, um homem, que participava de um *workshop* que eu conduzia sobre a exploração do silêncio, preocupava-se com seu telefone, que me mostrava com ar desolado. Fazia dois minutos que ele tinha chegado e já se projetava no momento seguinte – quando, livre da última obrigação do dia (ganhar tempo), ele poderia finalmente se reconectar, não consigo mesmo, mas com o telefone. Sua pergunta me fez rir: "Você está sem bateria, mas é o telefone que deseja carregar? Pelo que entendi, você e ele são uma coisa só". Mesmo assim, conectei o celular dele no carregador e lhe sugeri: "Por que não aproveita que o telefone está sem carga para recarregar sua própria bateria e descansar realmente?" Sejamos honestos: todo mundo já disse essa frase algum dia. E, por mais medíocre que ela possa parecer, revela muito sobre nossa relação com esse objeto.

No fim do século xx, poucas pessoas tinham telefone celular. Hoje em dia, quase todo mundo possui um aparelho, e dois terços usam *smartphone*. A invasão desse pequeno objeto, que se introduziu em nosso cotidiano e em nosso bolso, foi tão rápida e incalculável que nem tivemos tempo de refletir sobre a relação que gostaríamos de ter com ele. Todos nós fomos presos em um redemoinho que mudou nossa maneira de viver, a ponto de nos esgotar fisicamente, além de restringir alguns de nossos recursos individuais e coletivos.

Essa ferramenta revolucionária simplifica nossa vida: com ela podemos telefonar, enviar mensagens, orientar-nos no trânsito, tirar fotos, receber notícias dos parentes e do mundo, desenvolver oportunidades etc. Ela substitui os dicionários, os blocos de notas, a agenda. É um progresso extraordinário que esse minúsculo objeto reúna tantas funcionalidades, disponíveis o tempo todo e em qualquer lugar. Portanto, é natural que, quando ficamos sem bateria, nos preocupemos por não ter mais acesso às possibilidades que ele nos oferece nem a todas essas competências que nós lhe delegamos mesmo sem querer.

Conversando com Adrian sobre essa frase da moda, "Eu estou sem bateria", acabamos nos perguntando se o telefone, a coisa que mais fica em contato com nossos dedos, não estaria se transformando em um novo órgão, enxertado na ponta da mão e funcionando a qualquer hora do dia e da noite. As pessoas que participam dos meus *workshops* têm cada vez mais resistência em desligar o celular: "Posso deixar só no modo vibrar?" Eu mal acredito. Precisamos nos afastar dele a fim de nos desconectar e recarregar a própria bateria, entrar em um estado meditativo para, com simplicidade, nos concentrar no que fazemos, quer estejamos sozinhos, em reunião ou com alguém no momento. A algazarra do mundo, que toca, que vibra, que fotografa, deve ser posta a distância, e para isso temos de desligar o telefone e, se possível, deixá-lo fora do nosso campo visual por um tempo. Estudos recentes revelam que a simples presença do objeto ao nosso lado, mesmo desligado, é suficiente para nos desconcentrar, porque temos a tentação compulsiva de ligá-lo para ver se alguém enviou uma mensagem, uma notificação, um *e-mail*, um *like*.

Ao ler essas linhas, talvez você imagine que eu me aliei a um combate ultrapassado, levado por um tipo de saudosismo. Ao contrário, eu sou apaixonado pela inovação e pelas novas tecnologias, a ponto de ter me tornado um verdadeiro *nerd*. Aprendi programação com uns amigos aos 14 anos, explorei a informática musical a partir dos anos 1990, usei um *smartphone* do mercado asiático enquanto ainda não existia o iPhone, participei do desenvolvimento do livro eletrônico etc. Porém, ser *nerd*, a meu ver, não é apenas ser um consumidor de tecnologia, um usuário precoce, mas também ter um olhar curioso sobre sua função, interrogar-se sobre seu objetivo, seu lugar em nossa vida. De qualquer maneira, sou um filósofo-*nerd*. Apaixonado, vigilante e curioso, assisti aos primeiros problemas resultantes dessa mania. Vi funcionários trabalharem com tendinites no polegar por causa do uso excessivo do *smartphone* com teclado; Adrian diz ter ouvido queixas inéditas até então, como dores lombares e cervicais resultantes de abaixarmos demais a cabeça em direção à tela. Mais recentemente, também ouvi testemunhos que me alertaram, como o de Justin Rosenstein. Entrevistado por um grande jornal britânico, esse engenheiro, que participou da criação do botão *like* no Facebook, confessa estar preocupado com as consequências psicológicas do celular sobre nós: "Todo mundo anda distraído, o tempo todo". Ele se juntou a um dos que trabalharam com Mark Zuckerberg nos primeiros anos do

Facebook, Sean Parker, que também fundou o Napster, serviço de compartilhamento de músicas na internet, muito antes de surgirem as redes sociais. Este destaca que Zuckerberg e ele sabiam bem que, com a criação de certas funções, poderiam explorar as vulnerabilidades da natureza humana.

Se pensarmos bem, é realmente surpreendente: nossos telefones estão em toda parte, na mesa do restaurante, na escrivaninha da sala de reunião, no quarto. Embora nos mostremos interessados na conversa do nosso convidado, colega ou cônjuge, ou ao menos tenhamos a delicadeza de ouvi-lo, não podemos evitar dar uma olhada nele, de passagem. Como ele vive se intrometendo, o tempo que dedicamos às pessoas, no âmbito profissional ou pessoal, acaba se esgotando. E esse aparelhinho nunca nos dá sossego: olhe para mim, desbloqueie-me, será que você não está perdendo uma chamada ou um *e-mail* importante? Uma notícia fundamental? Exagerando um pouco, talvez pudéssemos dizer que ele interfere em nossa vida, mas também em nossa autonomia. E nos leva a ignorar ou desconsiderar as coisas mais simples, mais essenciais, distraídos pelos toques e alarmes que soam constantemente. Acompanhado de seus primos ajustados – relógios, pulseiras –, ele incita alguns de nós a manter os olhos pregados nele, garfo na mão, diante de alguém que, farto de interagir com uma pessoa ausente, para de falar.

Quando descansamos no gramado de um parque, sentamo-nos no terraço de um café ou visitamos uma exposição, o celular está sempre ao alcance da mão. Assistimos à televisão ou a séries no *tablet* e desbloqueamos o *smartphone* ao mesmo tempo.

Consultar o telefone tornou-se um reflexo que muitos não hesitam em chamar de vício ou dependência. Um estudo encomendado por um fabricante histórico de celulares há cinco anos revelava que os entrevistados olhavam para o celular em média 150 vezes por dia, ou seja, cerca de dez vezes por hora (para uma pessoa que dorme oito horas por noite), o que pode exaurir muito mais do que os dedos.

Essa atitude afeta nossa capacidade de nos concentrarmos em um tema. Da mesma forma que conseguimos conversar no Facebook enquanto assistimos a um programa na televisão, tornamo-nos multitarefas no escritório. Quando estamos no computador, não prestamos mais atenção integral no trabalho. Enquanto avançamos na tarefa, recebemos um *e-mail*, que lemos rapidamente. Depois, aproveitando essa pequena pausa, damos uma olhada nas últimas notícias e acabamos fazendo um giro pelas redes sociais. Então, voltamos ao trabalho, mas apenas por alguns minutos, pois justo nessa hora chega um sms, uma mensagem no WhatsApp ou no iMessage, que precisamos responder, o que só levará alguns segundos, e por aí vai. Mas esses microparênteses, que se inserem em outros pequenos parênteses, nos roubam tempo, já que monopolizam uma parte da nossa vida. Para muitos de nós, tais episódios vêm somar-se à nossa agenda, em detrimento dos períodos necessários de repouso e recuperação, mas também da tarefa, que teremos de adiar e, assim, trabalhar até mais tarde. Conclusão: no dia seguinte, chegaremos atrasados e estressados aos compromissos. Sem dúvida nenhuma, eu faço parte desses desconcentrados crônicos. Mas, quando percebi que não estava avançando em minhas atividades cotidianas, que me distanciava dos outros e não tinha mais tempo para sossegar e repousar, resolvi eliminar esses hábitos na medida do possível. Enquanto escrevo este livro, desligo o celular e desativo a caixa de mensagens do computador. Antes e depois desse momento, relaciono as mensagens que devo responder (anotando-as no telefone), para não ser interrompido durante o período dedicado à escrita, à leitura e às pessoas. Eu sei que encontrarei um espaço, ao longo do dia, para tratar de tudo isso simultaneamente, o que me tomará bem menos tempo. Vejo quatro vantagens nisso: fico mais tranquilo por não ter de confundir a mente com tantas incursões; trabalho com mais eficácia; escuto quando estou diante de meus interlocutores; e consigo ter uma vida longe dos aparelhos digitais.

Essa faculdade de ser *homo* digital-multitarefas não é nada mais do que um esgotamento de nossa capacidade de concentração. É uma séria deficiência, que se manifesta no escritório, em nossa relação com os parentes, amigos ou cônjuges.

E se nós, adultos, somos particularmente atingidos dia a dia pelas consequências dessa mutação do *smart-multitasking*, os efeitos dessa atitude devem ser considerados com especial atenção no caso dos mais jovens. Distraídos constantemente justo quando devem adquirir conhecimentos, estabelecer as primeiras relações amorosas e sociais – as verdadeiras, não aquelas que eles têm com as 896 pessoas que os seguem no Instagram –, eles podem, nesse instante fundamental da vida, passar ao largo do essencial.

Um casal de amigos me falou sobre seu filho de 14 anos. Ele tinha dificuldade de se concentrar quando lia um livro ou uma apostila escolar, e isso afetava seu aproveitamento no colégio. Os pais tinham um discurso aparentemente muito ecológico: comiam alimentos orgânicos, sem glúten, restringiam o consumo de carne e, sobretudo, eram contra o uso de papel. Na casa deles, tudo era conectado e digital. O adolescente tinha pouquíssimos jogos de tabuleiro, livros ou jogos de cartas, mas possuía um *tablet*. Filho único, era bastante solitário e ficava isolado muitas vezes, mantendo os pais a distância. A relação deles terminava em um silêncio pesado. "Pelo que entendi", disse eu, "quando seu filho está na frente de uma tela, vai tudo bem, ele é rápido, compreende tudo. É só quando volta ao mundo real que a coisa não funciona mais. Talvez ele tenha perdido o hábito de viver sem um filtro, sem uma tela interposta entre o mundo e o que ele percebe de sua realidade." Durante a conversa, nós descobrimos que, exceto quando ele dormia – com o telefone debaixo do edredom –, o tempo que passava sem olhar na tela era mínimo. Em vez de sugerir aos meus amigos que tirassem o celular do filho durante algumas horas por dia, o que seria para ele uma fonte de estresse e mal-entendidos – embora fosse bom lembrá-lo da regra dos 20-20-20: dar uma pausa na tela a cada vinte minutos, olhando por vinte segundos para um objeto localizado a vinte passos de distância, para descansar os olhos –, propus a eles que procurassem uma forma alternativa de... reconexão. Meu conselho foi que os três se sentassem juntos, sem a obrigação de se olharem o tempo todo, mas sentindo a presença uns dos outros, e cada um contasse como foi seu dia, ou uma história, uma lembrança, ou ainda ouvissem música, irradiada de um dos celulares, mas com a tela apagada. Além disso, poderiam ir passear na floresta, sempre sem a necessidade de se olharem, mas permanecendo próximos fisicamente, e descrever suas sensações. Sem querer entrar em uma discussão sobre ecologia, lembrei a eles que os aparelhos eletrônicos precisam de matérias-primas raras e limitadas, os famosos "minérios de sangue", explorados pelas multinacionais em condições nem sempre eticamente defensáveis. Disse também que muitas vezes trocamos de celular mesmo que ele ainda funcione. Então nos tornamos vítimas de uma forma de obsolescência programada: como viver sem a última versão? Sem falar na questão da reciclagem: os resíduos de equipamentos elétricos e eletrônicos (REEE) às vezes são objeto de tráfico ilícito divulgado pelas Nações Unidas e pela Interpol. É claro que meus amigos não haviam refletido sobre tudo isso, e sua visão sobre o desmatamento, certamente condenável, assumia um peso bem diferente em seu ativismo totalmente digital para salvar o planeta do esgotamento dos seus recursos. Essa reflexão os inspirou a realizar mais atividades em família, fora de casa, sem usar aparelhos digitais, para manter um contato direto com a realidade, que não precisa de aumento para ser visível. Quanto ao garoto, recomendei-o a um psicoterapeuta especializado em distúrbios de atenção, que é, sem dúvida, uma das consequências dessa imersão digital maciça em nossa vida.

Esse adolescente, que não conseguia encarar o mundo real e as dificuldades que ele apresenta, estava arruinando sua capacidade de concentração, prejudicando sua aprendizagem do mundo e a exploração da vida que tinha pela frente. Assim como ele, nós também estamos drenando algumas habilidades e delegando-as aos *smartphones*, *tablets* e outros objetos digitais. Terceirizar uma função física é próprio do homem, disse um filósofo recentemente. Ele acredita que o homem inventou o martelo ao observar seu antebraço e seu punho. Para facilitar certas tarefas e preservar a mão, ele terceirizou essa função de bater com o punho. De certa maneira, com o teclado digital, nós apenas seguimos essa tradição milenar, com a diferença de que ainda sabemos bater com o punho na mesa e nas tábuas para montar um móvel sueco. Mas está cada vez mais difícil lembrar o número do telefone do nosso cônjuge, a data de aniversário dos parentes, ler mapas, memorizar um caminho ou fazer cálculos complexos de cabeça, como multiplicação com três dígitos. Muitos de nós constatamos uma degradação de algumas de nossas capacidades cognitivas. Além disso, peritos em ciências comportamentais preocupam-se ao nos ver manipulados coletivamente, incentivados a responder a estímulos externos, como ratos de laboratório que são recompensados pelos pesquisadores quando executam uma determinada ação de modo correto.

Tomemos um exemplo: a cor da bolhinha redonda, que indica que temos mensagens no celular, não foi escolhida ao acaso. No início, para a rede social de 2 bilhões de usuários amigos, ela era azul, para combinar com a cor do seu logotipo. Mas depois foi modificada pelos *designers* da rede, o que com certeza inspirou toda a comunidade de desenvolvedores de aplicativos e sistemas operacionais móveis, porque o vermelho apresenta algumas vantagens. De fato, nós clicamos muito mais rápido em um pequeno ícone para saber quem escreve a mensagem quando ela é vermelha em vez de azul. Por quê? Porque é a cor do alerta, do perigo, da tensão. Mas por que querem nos atrair para o telefone sem parar, incitando-nos a clicar? Globalmente, por uma única razão: eles pretendem recolher mais dados sobre nós e estimular-nos a ver mais anúncios, sob diferentes ângulos, para que consumamos cada vez mais. Os *designers* do Vale do Silício não escondem suas ambições e, liberais assumidos, reivindicam-nas tranquilamente: aliás, dão aulas de "persuasão tecnológica" em várias universidades norte-

-americanas. Para nos atrair para seus aplicativos, os desenvolvedores estudam a fundo nossos hábitos, nosso modo de pensar, nossos reflexos, nossas fraquezas.

O laboratório de tecnologias persuasivas da universidade de Stanford anuncia em seu *site* que procura entender como os produtos de TI (*websites*, aplicativos móveis) podem ser concebidos para mudar crenças e atitudes das pessoas, obviamente para o bem-estar da humanidade. Se dermos crédito às intenções de uma das universidades mais prestigiadas do mundo, só poderemos duvidar da benevolência de todos os consultores e engenheiros que fazem esses cursos para se tornarem os *startuppers* do amanhã.

James Williams, defensor da ética digital, ex-funcionário do Google, onde trabalhou durante dez anos na definição da estratégia publicitária da empresa, está em pânico hoje em dia: "Chegamos a uma indústria da persuasão em larga escala, que define o comportamento de bilhões de indivíduos todos os dias". E o mais grave é que apenas um grupo de pessoas, praticamente todos do mesmo meio sociocultural, está no comando dessa indústria. Alguns dos maiores pioneiros da alta tecnologia norte-americana previram os riscos bem antes de nós: Steve Jobs (fundador da Apple) e Evan Williams (fundador do Twitter), em determinado momento da vida, recusaram-se a dar *tablets* e *smartphones* a seus filhos, preferindo oferecer-lhes livros. Mais recentemente, executivos de várias grandes *startups* confessaram ter instalado um controle parental em seus *smartphones* para promover uma desintoxicação digital. Não temos consciência do que acontece por trás desses ícones, de todas as estratégias para direcionar nossas escolhas. Docilmente, continuamos a ser conduzidos para o celular contra a vontade, e é um pouco da nossa vida que cedemos.

Perdemos parte da autonomia e da capacidade de autodeterminação. De tanto mexer nele sem parar, transformamo-nos em terminais que obedecem a seu mestre, o celular, e a uma série de pessoas que influenciam nossos hábitos e comportamentos. Para dar um exemplo, alguns serviços de difusão de vídeos e/ou de séries *online* descobriram que bastava iniciar um novo episódio para nos prender à tela e minar nossa capacidade de desligar o aparelho, apostando na preguiça de clicar o botão e parar. Assim nasceu a maratona de séries, que monopoliza as horas de muita gente, a começar pelos adolescentes. Hoje existe um pouco do rato de laboratório em todos nós: encadeamos episódios de séries, clipes, piadas, memes, vasculhamos as telas interminavelmente à espera de um fluxo que jorre para o infinito. Esse comportamento, além de provocar um esgotamento, leva a um cansaço físico e moral que é considerado um fenômeno viciante por alguns especialistas.

No entanto, uma parte de nós tenta se controlar e usar esses novos instrumentos de forma moderada e razoável, explorando com inteligência as possibilidades fantásticas que eles nos oferecem. Mas nem todos estão atentos a essa realidade. Por mais que eu me debruce sobre essa revolução digital, fazendo palestras, lendo dezenas de livros e de artigos sobre o assunto, tenho dificuldade em me manter sempre alerta para não perder o rumo e recair no comportamento indesejado. Isso aconteceu em um dia em que meu computador foi bloqueado a distância, não sei por que motivo, em plena reunião de trabalho com Adrian, quando discutíamos exatamente sobre este capítulo. Apesar dos meus conhecimentos e das reflexões que conduzo sobre o assunto, fiquei extremamente ansioso. Mas, como não havia alternativa, tive de resolver o problema com urgência. Tentando ser divertido, liguei para Adrian e descrevi o que sentia: "Olhe, minha respiração está alterada, a boca secou e tenho um nó no estômago". Fui obrigado a desbloquear o computador para poder desbloquear meu corpo: demorei alguns instantes para me acalmar e recuperar a energia antes de voltar ao trabalho. Mesmo que estejamos conscientes dos perigos do apego exagerado aos aparelhos digitais, é difícil ganhar essa luta. Contudo, isso não significa que eu vá parar de usar o computador porque ele pode ficar bloqueado de novo. Adrian e eu acreditamos que a radicalidade deve ser evitada, seja no campo digital, seja em qualquer outro.

Durante uma conferência que ministrei sobre o livro eletrônico, conheci um homem que tinha distúrbios do sono. Ele me disse que havia substituído o *tablet* por um leitor eletrônico. Achava ter feito bem, e na verdade não foi uma má ideia, pois os livros digitais usam uma tinta especial semelhante à utilizada na impressão tipográfica no papel, o que aumenta o conforto de leitura e diminui as perturbações do sono relacionadas ao uso da tela. Mas, amante da alta tecnologia, ele não parou por aí: comprou também uma pulseira conectada, que usava à noite para controlar o sono. Então, a fim de verificar o que a pulseira gravava, baixou no *smartphone* um aplicativo que mede a qualidade do sono. Pela manhã, comparava os dados registrados. "Mas veja bem!", disse ele, orgulhoso. "É verdade que durmo com o telefone e sei que isso não é muito bom, sobretudo por causa da radiação, mas, como o deixo no modo vibrar, nunca atendo à noite!" Ele realmente achava que estava na medida certa, já que dormia com uma pulseira presa ao pulso e o telefone debaixo do travesseiro. Eu lhe disse que, na minha opinião, ainda faltava muita coisa: ele devia agregar outros aplicativos, para avaliar e comparar mais parâmetros, e um objeto conectado projetando uma luz no teto para acalmar e melhorar seu sono, de acordo, é claro, com os dados analisados pelo aplicativo associado. Ele morreu de rir e reconheceu que aquela parafernália, em vez de ajudá-lo, o mantinha mais acordado ainda. Seu sono havia piorado e ele estava realmente sem bateria, ao passo que o telefone ficava carregado durante a noite.

O fascínio pelas telas vai além do âmbito do telefone. Uma jovem procurou Adrian porque sofria de dores de cabeça crônicas. Ela tinha um cargo de alta responsabilidade e trabalhava muito. À noite, sentia tanta dor que era obrigada a tomar vários analgésicos. Para relaxar, assistia a seriados até tarde da noite. Pelo cálculo que eles fizeram, ela passava mais de catorze horas por dia no computador ou na televisão, sem falar no telefone. Sem dúvida, ela esvaziava a cabeça, mas a enchia de enxaqueca. Ele aconselhou-a a desligar todos os aparelhos ao sair do escritório e ir dar um passeio, jantar com amigos em um restaurante, fazer exercícios. Dois meses mais tarde, as enxaquecas tinham diminuído significativamente, e ela conseguiu reduzir os analgésicos.

Assim como essa mulher, que teve de desligar seus aparelhos para se livrar das dores de cabeça lancinantes, ou como o homem insone que se mantinha superconectado para descansar de tantas informações que recebia dos aparelhos, precisamos nos esforçar um pouco para voltar ao nosso interior, sem o *smartphone*, esse membro enxertado que nos torna hipervigilantes. Talvez seja isso mesmo: desconectar-se para repousar. Salvar a si próprio em vez de apenas os seus dados: nós os enviamos poeticamente para uma nuvem. Mas eles não passam de exércitos maciços de servidores, capazes de analisar em tempo real todos os nossos comportamentos e informações assim que damos consentimento com um simples clique. É melhor desconectar-se do que fazer confidências sobre nossa vida a essas nuvens de aço – até Mark Zuckerberg, diretor executivo do Facebook, protege sua *webcam* e seu microcomputador com um pedaço de fita adesiva. Guarde seus segredos para você, seus amigos e parentes, e saboreie-os *offline*. Preste atenção em você, alimente seu círculo familiar e de amigos, em vez de ficar controlando eternamente a vida e os problemas dos outros. Mantenha-se no presente, mas não se engane quanto ao significado dessa palavra. Esse parece ter sido o caso de um homem americano que vive em Denver e se gaba de ser "o mais conectado do mundo". Ele se colocou sob uma vigilância constante: é filmado, seguido, medido, cronometrado, controlado por dezenas de câmeras, aplicativos e objetos conectados instalados em casa ou em seu corpo. Apresenta-se como um ciborgue, um ser humano biônico, mas, como vive ocupado demais em analisar os próprios dados, nem percebe o que o mundo tem para lhe oferecer. Ele acha que saber tudo o que acontece consigo a cada minuto é um modo de aproveitar plenamente a vida, de "estar presente" em tudo. Mas, afinal, se estamos presentes em tudo, não estamos presentes em nada...

Há algum tempo, tomei a decisão, talvez radical, de deixar o celular em casa de vez em quando, quando vou a um restaurante com meus filhos ou amigos. Para outras pessoas, o problema é exatamente o oposto: como conseguir ter o dom da onipresença por meio do telefone e dos aplicativos?

Certo dia, uma jovem famosa procurou Adrian para se tratar de uma urticária grave. Meu amigo lhe fez diversas perguntas sobre seu ritmo de vida e seus hábitos. Ela lhe disse que era obrigada a sair o tempo todo, se expor em vários lugares, tudo para alimentar as diversas redes sociais, sobretudo o Instagram. Ela havia contratado alguém para ir a uma festa a que não podia comparecer, só para postar as fotos do evento. "Minha *digital story* é importante para meu *personal branding*", explicou ela sabiamente, usando uma novilíngua sofisticada que fez Adrian sorrir. "Mas um dia", continuou, "passei por uma situação desagradável." Ela cruzara com um de seus fãs, que exclamara ao vê-la: "Vi no Instagram que fomos à mesma festa ontem à noite, mas é muito estranho, porque procurei você por todo lado e não a encontrei!" A jovem sentiu-se terrivelmente incomodada com isso e, alguns dias mais tarde, começou a se coçar por toda parte. "Seu corpo parece não se acomodar à sua vida virtual, e as mentiras a incomodam", concluiu Adrian. "Vá somente aos lugares aonde gostaria de ir." Logo depois, ela se inscreveu em um programa de desintoxicação digital e voltou a usar um velho celular com *flip* que só lhe permitia fazer ligações e enviar sms.

A jovem se cansara de ir a milhares de festas durante anos só para alimentar seu *smartphone* e sua nuvem. Mas no fundo sabia muito bem que não gostava disso, e o ato de ter sido pega em flagrante delito abriu para ela uma nova possibilidade. Desmascarada, logo reconheceu que aquele hábito de encenar em uma vitrine virtual não lhe agradava. Embora fosse absolutamente essencial para seu *personal branding*, ela abandonou essa postura sem grande dificuldade, libertou-se da prisão voluntária e passou a viver a própria vida.

Mais ou menos na mesma época, conheci um homem que perdera a capacidade de amar a própria vida de tanto explorar sua imagem para alimentar as redes sociais. Ele era *designer*, estava muito na moda, e sua conta no Instagram era o reflexo exato da sua vida: elegante, divertida, inovadora.

Fotografava-se o tempo inteiro, filmava-se, contava suas histórias e passava cada vez mais tempo nas redes sociais, sendo elogiado por sua conta ser tão popular. Mas, um belo dia, ele se sentiu vazio, oco. Jogou-se em uma cadeira e disse, bufando: "Eu não sinto mais nada, não tenho mais prazer nenhum". Ele não conseguia mais apreciar o que fazia, aquele trabalho que era sua grande vocação, a vida fantástica que escolhera e que tinha a oportunidade de conduzir com paixão. Depois de uma longa conversa, eu lhe pedi para pegar o telefone e procurar as melhores confeitarias de Paris. As fotos dos bolos eram fantásticas, é claro, e os efeitos utilizados para torná-las mais reais compensavam o essencial, que não estava na tela. "O que você sente?" "Nada, não sinto nada." "É normal", respondi. "Não podemos sentir nada com o nariz atrás de uma tela." Ele sorriu com meu comentário, e eu também. "Parc de colocar uma tela entre você e a vida", acrescentei. "Vá procurar alguma coisa que lhe agrade realmente e vamos degustá-la juntos." Por sorte, uma das confeitarias que tínhamos admirado no celular ficava bem perto do local onde estávamos. Ele foi comprar o bolo escolhido, mas eu guardei seu telefone, para evitar que ele tirasse foto do doce e a postasse instintivamente. Quando voltou, observamos o bolo juntos. Eu lhe pedi para descrever a textura da massa, o brilho do glacê, os perfumes que o bolo exalava. "Tudo isso não pode ser fotografado. As pessoas que acham sua vida maravilhosa só a sentem sob alguns aspectos. Elas a amam, a fantasiam, mas não a vivem, captam apenas uma pequena dimensão dela, o aspecto visual. Todo o resto lhes escapa. Você poderia parar de ficar se olhando no espelho que elas lhe mostram e manter intacto o que lhe pertence."

A vida virtual, mesmo que se trate da nossa, é apenas um reflexo da vida real, e não o contrário. O adolescente que mencionei no início deste capítulo estava esgotado, solitário, mas não especialmente infeliz. O *designer*, por sua vez, sentia-se amargurado sob todos os aspectos, consciente de ter exaurido sua capacidade sensorial. Da mesma forma que enviamos por SMS uma carinha hipersorridente quando, na realidade, nem sequer esboçamos um sorriso, e ao fazer isso anulamos nossa capacidade de acompanhar nossos pensamentos com um gesto corporal que vai muito além de uma simples mímica, esse homem se tornara insensível a tudo, impassível, ao contrário de suas histórias sempre animadas e joviais no Instagram.

O que esse *designer* viveu atinge também, em outras circunstâncias, uma parte de nós no cotidiano, quando, por exemplo, não somos sinceros ao expressar nosso humor e nossas opiniões nas redes sociais, como se estivéssemos desempenhando um papel. E isso pode dar a impressão de que não somos mais capazes de existir sem ter de postar, publicar uma caricatura de nós mesmos, dos nossos pensamentos e emoções. No século XXI, precisamos não só viver nossa vida, mas também reagir à dos outros, atuando sem parar e em todos os lugares ao mesmo tempo. A longo prazo, torna-se exaustivo narrar simultaneamente todas as nossas ações e ser obrigado a ter uma opinião sobre tudo: isso acaba drenando o prazer que temos de viver o momento, sem segundas intenções, sem nos forçarmos a tirar uma foto ou fazer um comentário.

Portanto, devemos nos interrogar sobre a importância que damos ao *smartphone* ou ao *tablet* e, por meio deles, a tudo o que circula ou que fazemos circular na internet. Hoje em dia, é difícil imaginar a vida sem celular, mas, como é difícil eliminá-lo, podemos ajustar seu campo de ação em nossa vida. Da mesma forma que não usamos as pernas sem parar – é uma necessidade dar descanso a elas –, não somos obrigados a passar o dia com os olhos e os dedos grudados em uma tela. Podemos evitar, por exemplo, consultar os *sites* de notícias e as redes sociais na cama, pouco antes de apagar a luz. Se você despertar no meio da noite, procure não ligar o celular por reflexo, como faz muita gente, que, além de ver as horas, lê as últimas notícias antes de voltar a dormir, carregando para o sono o *e-mail* irritante que acabou de chegar, a notícia terrível de um abalo sísmico ou o vídeo trágico de uma criança ferida aqui ou ali. Devemos mostrar aos filhos o que não se deve fazer, assim seremos o modelo que queremos que eles sigam. Caso contrário, que credibilidade teremos quando eles forem adolescentes e, inevitavelmente, se apegarem demais ao telefone?

Recentemente, em uma reunião de família, ouvi dois adolescentes se gabando de dormir com o *smartphone* na mão: "E olhe, acordo com ele, não o largo de jeito nenhum!". Como se isso fosse um ato de bravura, uma coisa louvável. Os pais, resignados, encolheram os ombros. Esses dois rapazes são viciados em Snapchat, uma rede social voltada para jovens a partir de 12 anos, disponível apenas para *smartphone* e *tablet*, onde se postam principalmente fotos e vídeos. Uma particularidade desse aplicativo é que os usuários são recompensados quando passam mais tempo conseguindo imagens de todos os tipos, a começar pelos "foguinhos" que devem manter com seus "amigos virtuais". Tudo isso acaba tendo um efeito global, calculado em todo o planeta: nossos filhos dormem vinte minutos a menos do que quinze anos atrás. E o sono é essencial para o seu desenvolvimento, lembra Adrian.

É evidente que nem tudo está perdido. Como prezamos nossa liberdade, podemos ficar atentos e, ao refletir sobre as consequências de um mau relacionamento com o mundo digital, dar a ele o lugar que merece.

Ficar atento, é óbvio, não quer dizer ser retrógrado. Não teria nenhum sentido rejeitar as inovações tecnológicas, porque elas expressam o progresso da humanidade, a melhora das condições de vida. Por exemplo, é bem provável que haja uma redução drástica no número de acidentes na estrada causados por fadiga ao volante. Hoje em dia, já estão em fase de experimentação óculos especiais que detectam o cansaço. Através de sensores, eles poderão revelar eventuais vestígios de adormecimento, como piscadas frequentes, pequenas quedas de cabeça e bocejos repetidos, para alertar o motorista por meio de um sinal emitido por um *smartphone* conectado aos óculos. Os carros futuros serão equipados com uma câmera capaz de analisar o conjunto das expressões faciais graças a sistemas de inteligência artificial.

Adrian revela que muitos doentes no mundo inteiro têm se beneficiado com os avanços tecnológicos impressionantes desenvolvidos nos últimos anos. Um de seus pacientes, diabético, possui um implante que lhe permite medir sua glicemia aproximando o braço de um leitor, o que o poupa de levar duas picadinhas por dia. Mas, embora esse sistema tenha aumentado o conforto e a liberdade do paciente no dia a dia, ele teve de se adaptar às condições do dispositivo. No início, feliz como uma criança, acompanhava sua curva glicêmica quase em tempo real, verificando-a dez, vinte, quarenta vezes por dia, quando duas eram suficientes. A possibilidade de fazer a avaliação em tempo real criou um comportamento compulsivo. A fadiga relacionada à dor de se picar deu lugar ao esgotamento de controlar a glicemia sem parar. O homem estava cruzando os dados fornecidos pelo dispositivo com os de outro aplicativo: o teor calórico e glicêmico dos alimentos que comera ou que ia ingerir. Adrian logo percebeu que não conseguiria persuadi-lo a prescindir de todos aqueles dados e se contentar apenas com o dispositivo que lhe facilitava a vida. Então fez um caminho tortuoso para levá-lo a sentir, por meio dos sentidos, o açúcar nos alimentos, na geleia matinal, no iogurte do meio-dia. Assim, ao parar de solicitar tanto seu paladar e seu olfato, ele eliminou o estresse e começou a aproveitar os benefícios da tecnologia levando em conta sua condição de ser humano. Hoje em dia, ele usufrui desse recurso tão maravilhoso sem perder tempo com dados extras de aplicativos.

Porém, o transumanismo, apesar das grandes facilidades que proporciona à nossa vida, tem um lado mais preocupante. Recentemente, conheci um homem que me fez a demonstração de um aplicativo capaz de medir seu ritmo cardíaco, por meio de seu relógio conectado, e o de outra pessoa, desde que ela coloque o relógio no próprio pulso. Ele explicou que utilizava o aplicativo durante os encontros amorosos, dizendo à parceira enquanto olhava os dados cardíacos no telefone: "Ah, aí está, eu te interesso, te agrado, veja, seu ritmo cardíaco reagiu!" E ele não entendia por que as mulheres se afastavam, assustadas com aquele estranho recurso que ele usava para atraí-las. De certa forma, ele também delegava a um aplicativo algo que fazia parte da sua condição humana: a capacidade de sentir a presença do outro, interagir com ele e captar com o olhar toda a intensidade mágica de um encontro.

As pesquisas que fizemos revelam que há inúmeros casos como o desse homem, mas vimos situações mais exóticas ainda. Já existem aplicativos para *smartphone* que permitem evitar as relações humanas. Um deles possibilita que você identifique todas as pessoas que não quer encontrar e envia um alarme quando elas se aproximam da sua área. Outro indica automaticamente um itinerário alternativo quando detecta em seu ambiente imediato um de seus "inimigos" (cuja lista completa você já forneceu). E por aí vai: dia a dia, surgem propostas cada vez mais surpreendentes. A verdade é que o uso desses aplicativos, longe de nos poupar das emoções de cruzar com quem nos desagrada, constitui um perigo maior ainda: o de esgotar todas as nossas capacidades cognitivas e sensoriais, que compõem nossa peculiaridade individual e nos definem coletivamente como uma espécie à parte, dotada de inteligência única.

As reflexões sobre o celular me inspiraram a imaginar esta pequena experiência que lhe proponho agora. É possível que, ao fazê-la, você tenha problemas e, desta vez, precise recorrer de fato a um aplicativo para evitar seus amigos furiosos.

Sente-se confortavelmente. Feche os olhos por um instante e imagine que está com um de seus parentes e que ele não para de olhar para o celular quando está na sua frente, quando almoçam juntos ou quando conversam.

Quando tiver oportunidade, aproveite um momento de distração da parte dele e esconda seu telefone, não muito longe, apenas o suficiente para que ele não consiga visualizá-lo. Se quiser, coloque-o em uma bolsa ou em uma gaveta. Analise a reação do proprietário. Observe o pânico, a raiva, a angústia. As mãos trêmulas, a testa franzida: "Mas eu estava com ele quando entrei aqui! Será que caiu em algum lugar? Ou saiu voando?"

Sinta como o ventre dele se crispa, a boca se contorce, note como ele morde os dedos, as unhas, como sua voz se altera e se eleva.

Uma das perguntas que surgem à vítima de sua malvada brincadeira talvez se resuma às seguintes palavras: "Como vou ter acesso a mim mesmo, sem o *smartphone*?". Para algumas pessoas, talvez esteja ali o verdadeiro segundo cérebro.

Esta simples experiência nos permite avaliar como esse objeto é mais do que um bem material, valioso mesmo – alguns custam mais do que um salário mínimo. Para a maior parte das pessoas, ele representa muito, muito mais do que isso.

Agora inverta a situação e observe sua própria reação. Você está tranquilo, calmo, relaxado? No entanto, você sabe que seu aparelho está inacessível; já que tem um código de desbloqueio, pode bloqueá-lo a distância, apagar os dados, então não é uma questão de segurança. Resta saber como encaramos a ideia de viver com um objeto que destrói nossa capacidade de ser autônomos. Aí reside todo o problema.

Com base nos depoimentos anteriores, comecei a refletir, há vários anos, sobre o lugar que o *smartphone* ocupava na minha vida. E percebi que, através das redes sociais, tinha acesso a detalhes da vida particular de pessoas que eu mal conhecia, quando, na realidade, não sabia nada sobre o câncer do meu vizinho. Então me perguntei se não seria perigoso passarmos 24 horas conectados coletivamente, disponíveis sete dias por semana para trabalhar e consumir sem parar. Fiquei assustado com a história dos empresários, executivos e altos funcionários que saem do escritório para pôr os filhos para dormir e voltam ao trabalho em seguida porque é indispensável, segundo eles, responder às 3 horas da manhã a um *e-mail* enviado duas horas antes.

Para dar um exemplo (muito) caricatural, no início da humanidade as pessoas sabiam o que estava acontecendo... na sua caverna. Então, quando se formaram grupos em aldeias, as notícias iam até os limites da cidadezinha. Aos poucos, graças aos mercados, aos vendedores ambulantes, às carruagens, os habitantes começaram a saber as novidades do povoado vizinho, da cidadezinha mais próxima, da capital.

De revolução industrial em revolução industrial, o círculo dos nossos conhecimentos, do que sabemos uns dos outros, se expandiu cada vez mais, e hoje somos informados a qualquer hora sobre o que está se passando no outro lado do mundo. Em compensação, é cada vez mais difícil saber o nome do padeiro da esquina. Assim como aquele rapaz solitário fascinado pelo celular, consumimos nossa capacidade de interagir com os outros na realidade (enquanto, na internet, conseguimos nos dirigir familiarmente a um desconhecido que nunca abordaríamos desse modo na rua).

Graças ao Twitter, sei que há dez minutos a tenista Caroline Garcia enfrenta Venus Williams em Cingapura. Que, em Paris, um adolescente no metrô usa uma camiseta com os dizeres *Fuck Taylor Swift*. Que um inglês, Nelson, acaba de perder seu melhor amigo em um acidente de carro. Mas eu já não sei ouvir nem mesmo o chilrear (*twitt* em inglês) de um pássaro a poucos passos de mim. Nós lamentamos, é claro, a dor de Nelson; preferimos Venus a Caroline, ou o contrário; e sorrimos diante da insolência divertida do rapaz no metrô. Ao saber tudo, podemos ter uma opinião sobre qualquer assunto, solidarizar-nos com tudo e com todos, participar dos milhões de eventos que ocorrem pelo mundo. Somos solicitados, o tempo todo, a ficar em alerta, prontos para felicitar os bons e linchar os maus. Ou o contrário. Porque a internet é também um imenso escoadouro de ódio, rancor e amargura, e aqueles que um dia se confrontaram involuntariamente com a vingança popular são testemunhas da sua violência. Um exemplo disso é a pornografia de vingança, que ocorre quando alguém divulga cenas de intimidade ou de sexo com o ex-parceiro ou ex-parceira sem que ele ou ela saiba. Outro caso lamentável é o surgimento de *trolls* (pessoas que intencionalmente iniciam um conflito *online* com interesses escusos), auxiliados por *bots*, esses robôs capazes de detectar qualquer afirmação contrária a uma opinião, que vêm em bandos para insultar, sujar, ameaçar os seus opositores, com quem, às vezes, têm apenas um desentendimento. Eu conheci diversas pessoas que foram vítimas dessas práticas e se estressaram muito, pois tinham de responder incessantemente e pedir a moderação ou a retirada dos conteúdos que as incriminavam. Com isso, comprometiam grande parte do seu dia, sem falar nas noites, que eram perturbadas pela enxurrada de imagens ou palavras que recebiam. Embora muitos médicos não encarem a dependência digital como um problema clínico, a exemplo do tabagismo, das drogas ou do álcool, parece-nos que o acesso digital, por ser um assunto muito específico e peculiar, ainda não tem um destaque substancial. Enquanto a *junk food* é encontrada apenas em lugares bem específicos (restaurantes, supermercados, distribuidores ou entrega em domicílio) e o cigarro é vendido só em tabacarias, a internet está disponível a qualquer hora do dia e da noite, bastando acessá-la. A influência da indústria comercial em nossos hábitos e comportamentos já não se limita a alguns anúncios milionários. As agências de comunicação e publicidade não sabem mais o que fazer diante dessa revolução tecnológica e da massa de informações que aí circula para atrair nossa atenção, promovida com cifras estratosféricas. A internet é alimentada sem parar pelo mundo inteiro. Bilhões de seres humanos despejam continuamente informações e emoções na tela. As que se propagam mais depressa não são as mais otimistas nem as mais positivas, como bem sabem os jornalistas, que divulgam mais notícias ruins do que boas. Essa enxurrada de sentimentos negativos nos distancia de nós mesmos, da calma necessária ao nosso desenvolvimento e equilíbrio, sem falar do descanso.

Cada vez mais solicitada, nossa empatia nos projeta com demasiada facilidade – para nosso infortúnio – na vida dos outros durante as grandes tragédias. Vivemos os fatos diretamente, como se acontecessem bem ao lado da nossa casa, e por isso eles nos alcançam em cheio. Durante os atentados em Paris, em 2015, uma parte da minha família, na Índia, ficou colada à frente da televisão. Todos temiam que estivéssemos perto do lugar onde ocorrera o massacre. Porém, não estávamos lá, estávamos em segurança, e eles sabiam disso. Mas continuavam assistindo àquele evento dramático, fascinados, sem conseguir se afastar do seu posto. Tinham-se deixado apanhar, levados pela onda. Como testemunhas quase diretas, haviam se tornado personagens daquela tragédia e sofriam ao viver os acontecimentos que se desenrolavam a cerca de 10 mil quilômetros de casa.

O jornal *The New York Times* deu um nome ao sentimento que todos experimentamos, em algum momento, ao ler as notícias do dia: *disaster fatigue* (fadiga do desastre), às vezes seguida pelo *bad news blues*, que é a tristeza que nos abate porque não sabemos até quando teremos de suportar os ataques, incêndios, assassinatos, catástrofes naturais, mesmo que não afetem a nós nem à nossa família. Essa situação pode ser muito penosa, e alguns médicos se alarmam ao constatar o aumento dos sintomas causados pela fadiga do desastre: ansiedade, angústia, depressão etc. No entanto, sem querer, olhamos para o celular.

No dia seguinte a um dos atentados em Paris, encontrei um amigo que mora perto de mim. Ele havia passado a noite em frente à televisão, estava pálido e só tinha saído para comprar pão: "Volto logo, é perigoso ficar muito tempo exposto na rua". Fiquei assustado com o que ele dissera e resolvi acompanhá-lo com a desculpa de tomar um café: ele parecia mergulhado em um tipo de hipnose, desconectado da realidade. Minha sensação, ao ouvi-lo, era que ele estava vivendo fatos que presenciara apenas por imagens. Logo percebi que ele passara a noite vendo os noticiários, sem parar, consultando o telefone e as redes sociais ao mesmo tempo. Quando chegamos à casa dele, conversamos sobre vários assuntos. Eu falava bastante e gesticulava para obrigá-lo a me acompanhar. Fui até a janela e a abri. Não estava muito frio. Apontando para fora, eu disse: "E então?" Ele me olhou sem entender: "Então o quê?" "Então nada", respondi. Nesse momento, ele compreendeu que não estava acontecendo nada em sua casa. Que, na rua, tudo estava tranquilo, em paz. Entendeu que havia entrado em uma espiral de imagens e comentários e que precisava voltar à rotina diária se não quisesse se aniquilar e se perder no furacão que o arrebatara. Quanto a mim, decidira, desde a véspera, desligar tudo. Logo que soubemos que ocorrera uma tragédia, minha mulher e eu ligamos para os parentes e amigos para nos certificarmos de que todos estavam bem e desligamos o rádio e todas as telas. Assim como todo mundo, sentíamos uma enorme tristeza, mas não podíamos nos estressar com aquele acúmulo de imagens e de comentários que nem sabíamos se eram confiáveis. Resolvemos viver a tristeza em silêncio, preservando nossas forças para os dias difíceis que se seguiriam e para apoiar os amigos atingidos.

Esse turbilhão de notícias, boas ou más, que mal temos tempo de digerir antes que venha o próximo, nos esgota e nos abate a cada dia que passa. Mas esse movimento vai mais longe ainda: coletivamente, as opiniões públicas também se desgastam, e a democracia anda estressada no mundo inteiro. Em uma de suas conferências, o ex-presidente dos Estados Unidos, Barack Obama, mostrou-se preocupado ao constatar que grande parte da população só ouve aqueles que pensam como nós. Ou seja, nossos amigos que compartilham as mesmas afinidades ou os sistemas de inteligência artificial que nos seguem constantemente e nos propõem: "Se vocês gostaram disso, gostarão daquilo".

De acordo com inúmeros peritos e analistas, a irrupção das *fake news*, essas notícias inverídicas forjadas para instigar a cólera, a indignação ou a empatia das pessoas e amplamente veiculadas pela internet, ajudou a eleger chefes de Estado. Uma análise do *site* Buzzfeed demonstrou que as vinte *fake news* mais famosas da campanha presidencial norte-americana, como o falso apoio do papa ao atual presidente dos Estados Unidos, provocaram mais reações e compartilhamentos do que as vinte reportagens mais lidas, publicadas pelas grandes mídias de informação geral. Mesmo com os desmentidos para restabelecer a verdade, as notícias fabricadas sufocaram as verdadeiras, ou seja, a raiva propagou-se mais rápido do que a razão. James Williams, já citado anteriormente, afirma estar assustado não com as *fake news*, mas com o que elas provocam: "Elas alteram a forma como vemos a política, mas, acima de tudo, mudam o nosso modo de pensar: passamos a ser menos racionais e mais impulsivos. Nossa percepção cognitiva se modifica, porque pulamos de uma informação para outra muito rapidamente, sem refletir". A internet, sustenta Williams, destrói nossa capacidade de lembrar, de raciocinar, de tomar decisões por conta própria. Hoje em dia, já dispomos de dados para avaliar a extensão desse rapto de nossas faculdades intelectuais. O Senado norte-americano, suspeitando de ingerência russa na política americana, obrigou o Facebook a fornecer alguns números: a rede social identificou 80 mil publicações não remuneradas, provavelmente ligadas aos interesses russos. Estas haviam sido vistas por 126 milhões de americanos (ou seja, mais ou menos metade da população), entre janeiro de 2015 e agosto de 2017. Definitivamente, a internet tornou-se um terreno minado e muito sensível. Seria ir contra a democracia se quiséssemos impor leis ou regras mais específicas para, por exemplo, impedir a propagação de falsas informações ou mensagens de ódio? O mundo virtual tem pouquíssimas proibições. Será isso uma vantagem? Não existe uma resposta simples para essa pergunta, é claro. Mas as consequências dessa falta de resposta global nos faz refletir sobre uma questão. Esse tipo de liberdade que leva ao extremo não poderia destruir a base das nossas democracias, ou seja, nossa capacidade de raciocinar, de formar uma opinião, de tomar decisões? O que resta da reflexão se perdemos a habilidade de tomar distância?

A esse esgotamento social junta-se outro, igualmente grave: o de perder a capacidade de ter liberdade de escolha, de viver sem ser seguido, sem ser vigiado, sem ser constantemente espionado por empresas que se transformaram em estruturas transnacionais e coletam nossos dados pessoais sem nenhum controle. Ao conceder tantos direitos sobre nossa vida, acabamos extinguindo nossa condição de seres humanos para virar terminais conectados a uma nuvem. Será que queremos isso? Será que devemos aceitar ser destituídos do livre-arbítrio e da liberdade de ter uma posição política? Devemos definir as regras que regem nossa vida por meio de uma regulamentação crescente das sociedades comerciais que sabem mais sobre nós do que nós mesmos? Esse questionamento não é uma instigação contra a internet: a cada ano que passa, sentimos mais insegurança quanto ao futuro. As consequências do surto de *smartphones* na última década deveria nos pôr em alerta. A sociedade que responde às nossas pesquisas *online*, e aos tentáculos infinitos, se instala cada vez mais confortavelmente em nossa casa, agora com uma embalagem sofisticada. Um objeto conectado a uma inteligência artificial é capaz de responder a todas as nossas perguntas, acender a luz, colocar uma *playlist* em um serviço de *streaming online*, chamar um táxi ou dar informações sobre o trânsito ou a meteorologia. Os entregadores do maior distribuidor do mundo de produtos *online* podem agora entrar na casa dos americanos, em sua ausência, para depositar encomendas graças a uma fechadura conectada telecomandada e ligada a uma câmera de vigilância. Dentro de um ou dois anos, a experiência, se for aprovada, será estendida à Europa. Nossas roupas serão equipadas com *chips* RFID, sensores de calor, e drones entregarão nossas compras. Tudo isso parece distante; no entanto, algumas empresas no mundo já têm voluntários para receber um implante (no caso, um *chip* RFID) no braço para desbloquear seu *smartphone*, abrir uma porta etc. Desde novembro de 2017, a agência americana encarregada do produto autorizou a comercialização do primeiro medicamento (um antipsicótico) composto de um *chip* conectado a um adesivo colocado na pessoa e ligado a um aplicativo instalado em seu telefone. Os dados, é claro, ficam armazenados na nuvem e, como sempre, com total segurança. Até que um *hacker* descubra um erro.

O "homem aumentado" já começou a existir, e é desnecessário dizer que vamos evoluir em um universo ultraconectado. Isso é uma constatação, não há dúvida. Em compensação, não sabemos que consequências isso terá sobre nossa humanidade, nossa liberdade, sobre cada um de nós individualmente. Será que ainda teremos uma vida privada, ou ela se esgotará cada vez mais? Hoje em dia, no Japão, alguns homens viciados em Love Plus – um jogo de sedução de meninas virtuais, que parecem colegiais – já chegaram a casar com essas namoradas digitais. É claro que é mais fácil entrar em uma história que dominamos do início ao fim do que em uma relação humana complicada em que precisamos respeitar os desejos do outro. Mas como voltar ao mundo dos homens quando decidimos namorar uma personagem virtual ou até nos casarmos com ela? Como podemos enfrentar o mundo real, os homens e as mulheres de carne e osso? Se tomarmos consciência de que a inteligência artificial pode comprometer nossa capacidade de construir uma relação, se soubermos usar a tecnologia sem ficar escravos dela, se não pegarmos o caminho errado, conseguiremos preservar a energia coletiva sem ter de renunciar à inovação como um progresso a serviço da humanidade.

As coisas acontecem tão rápido que é difícil parar e encontrar tempo para se adaptar às evoluções que o mundo nos propõe com essas mutações tecnológicas e humanas.

Dizem que de vez em quando precisamos esvaziar a bateria dos dispositivos eletrônicos para que eles funcionem por mais tempo. Nessa proposta há algo de interessante que pode se aplicar a todos nós: é necessário desligar-se da rede para que a bateria descarregue e recuperemos um pouco da fadiga humana, a boa fadiga. Sem esperar que um *mainframe*, um *software*, decidam que hora devemos fazer uma pausa, meditar, respirar e beber algo.

Tudo isso pode ser resumido em algumas palavras: é melhor cuidarmos mais daquilo que nos diz respeito e menos daqueles que nos olham (através de uma tela). A virtualidade, à medida que nos afasta da realidade, é cansativa para nós, para todos, para a humanidade. Se preservarmos as baterias, individual e coletivamente, como homens, mulheres, cidadãos conscientes, nossos telefones e *tablets* encontrarão seu lugar em nossa vida.

FOCO

Patologia específica do sistema digital

Em todas as épocas, surgem novas doenças, e algumas se tornam epidemias, enquanto outras parecem desaparecer. É o caso, por exemplo, da histeria, cujo auge foi no início do século xx e que atualmente não é diagnosticada, com raríssimas exceções. Nós fabricamos nossas sociedades e nossas doenças. Isso se aplica sobretudo quando a base dessas patologias é realmente criada pelo homem. As tecnologias digitais adquiriram tamanha importância em nossa vida cotidiana que agora cabe à espécie humana se adaptar àquilo que ela criou inicialmente para servi-la! E isso não é uma coisa tão simples.

A amnésia digital é um fenômeno em que a memória perde sua função devido à falta de uso estimulada por nosso melhor amigo, que vive na palma da mão. Apenas 58% das pessoas sabem o número de telefone de seus filhos, 51% sabem o do seu trabalho, 34% sabem o de seu cônjuge. A agenda, a calculadora, a caderneta de endereços, as datas de aniversário, os percursos para ir de um lugar a outro, o mapa da cidade, todos esses dados importantes são confiados ao *smartphone*. É por isso que, quando perdemos esse objeto, sentimos tanta angústia. Reflita com carinho na experiência proposta neste capítulo para compreender a nomofobia, o medo irracional de ficar sem o telefone celular.

Alguns seriados atuais se inspiram no fenômeno dos zumbis; talvez seja por causa das pessoas que andam na rua desligadas do mundo ao redor. Se você estiver no caminho delas, é obrigado a desviar, porque elas simplesmente não o enxergam. Esse fenômeno, chamado de *smombie*, levou algumas cidades a criar corredores de circulação especiais e sinalizações luminosas no chão para evitar acidentes.

Parece engraçado? Sim. No entanto, não é tão divertido se recordarmos que, em 2014, um jovem chamado John Lorenz Ortiz, concentrado em seu celular, morreu atropelado ao atravessar a rua.

Existe ainda a síndrome da vibração fantasma, que é um distúrbio perceptivo que resulta em alucinações cinestésicas (corporais), em que a pessoa tem a sensação de que seu celular está vibrando repetida e obsessivamente.

Nosso corpo também é convidado a se adaptar a essas novas tecnologias! Podemos contrair uma cervicalgia: a cabeça é feita anatomicamente para estar na linha do horizonte, e não curvada sobre o telefone. Mantê-la inclinada por muito tempo causa vários problemas, desde dor até contrações musculares. Uma simples inclinação prolongada de 15 graus equivale a 12 quilos suplementares para o pescoço. Se o ângulo for de 45 graus (posição mais frequente quando estamos no carro ou sentados à mesa), são 20 quilos a mais. Outros distúrbios que surgiram foram a tendinite no polegar e o aumento do risco de perda auditiva, já que 35% dos adultos e até 59% dos adolescentes costumam ouvir música em volume alto.

Existe ainda a síndrome da visão de computador – também conhecida como cvs, do inglês *Computer Vision Syndrome* –, que foi objeto de uma designação oficial concedida pela Associação Americana de Optometria. Essa síndrome costuma causar problemas de acomodação visual, diminuição da acuidade visual, perturbação da percepção do relevo e das distâncias e secura ocular.

Vários outros distúrbios podem ser relatados, desde os mais simples, como as enxaquecas decorrentes do excesso de exposição a telas, até as *selfies* assassinas, que podem causar uma tragédia quando a pessoa capricha tanto para fazer uma pose que nem percebe que atrás dela há um abismo.

Há menos de um século, a radiação atômica era valorizada, pois achavam que ela poderia ser benéfica à saúde. Nos anos 1990, os membros do conselho de administração da maior empresa de tabaco dos Estados Unidos juraram perante a corte federal que a nicotina não era viciante. Será que dentro de alguns anos não vamos chegar à conclusão de que a síndrome de hipersensibilidade eletromagnética não era um delírio?

FOCO

O sistema digital a serviço da saúde

Evidentemente, seria fácil demais dizer que "antes era melhor", considerando o sistema digital como causador de doenças e distúrbios estranhos. Nesse caso, como acontece com o fumo, a solução seria bem simples: bastaria lutar contra o problema. Só que isso certamente levaria à morte todas as pessoas que usam marca-passos de nova geração. Também afetaria a qualidade de vida de milhões de diabéticos que hoje utilizam as bombas de insulina ou podem medir sua taxa de glicose graças a um *chip* implantado sob a pele, evitando ter de se espetar várias vezes por dia.

A telemedicina está em franco desenvolvimento em todo o mundo – e caminha no mesmo ritmo que os estudos sobre o armazenamento de dados. Alguns países consideram-no uma realidade avançada. Os hospitais universitários de Genebra, por exemplo, já dispõem de serviços de cibersaúde e telemedicina. As áreas com carência de médicos também são beneficiadas com essas tecnologias. É claro que nada se compara à presença de um médico de carne e osso, sobretudo no que diz respeito à relação médico-paciente, que é fundamental. Mas, se você estiver doente, prefere não ter médico nenhum ou ter acesso a uma interface digital que lhe permita um tratamento temporário? Eis um exemplo que salva vidas: os novos desfibriladores automáticos, usados em pacientes com problemas cardíacos graves, já estão disponíveis em vários locais públicos e não requerem praticamente nenhuma ação humana: assim que é ligado, o aparelho ajuda a pessoa a instalar os eletrodos e solicitar socorro, enquanto analisa seu ritmo cardíaco e aplica o tratamento provisório. Em 2012, o robô Watson, da IBM, foi testado para o rastreamento do câncer de pulmão, em uma operação conduzida no Memorial Sloan-Kettering Cancer Center de Nova York. Os resultados mostram que a máquina conseguiu diagnosticar a doença com uma taxa de sucesso de 90%, enquanto a dos médicos foi de 50%. Para isso, o supercomputador tinha incorporado 600 mil dados médicos, 2 milhões de páginas de revistas especializadas e prontuários de 1,5 milhão de pacientes. Quanto a mim, como clínico geral, só me resta ser humilde e reconhecer meus limites: nunca um ser humano será capaz de assimilar tantas fontes.

Em outro campo, da imagiologia médica, existem máquinas que proporcionam um grau de resolução incrível: ressonância magnética, *scanner*, PET *scan* (tomografia por emissão de pósitrons), rádio, ultrassonografia de alta definição, que permite ver as características do bebê na barriga da mãe. Mas é importante o olhar do radiologista para interpretar os exames, evitando possíveis erros de cálculo.

Durante a medição da pressão arterial pode ocorrer o efeito "avental branco", que faz a tensão aumentar significativamente quando é o médico que está no comando. Os bons clínicos defendem o uso do MAPA – monitorização ambulatorial da pressão arterial: é um pequeno dispositivo, simples e barato, que permite medir a própria pressão em casa, para evitar a prescrição de um tratamento quando não há necessidade. Apesar desse progresso, algumas pessoas não conseguiam avaliar os resultados. Contudo, as tecnologias digitais permitem enviar diretamente os registros médicos dos pacientes: a leitura, a interpretação e a relevância do tratamento são, é claro, aprimoradas.

Não há nada que possa substituir a relação singular entre duas pessoas durante uma consulta e tudo o que isso pode gerar em termos de empatia, benevolência e, sobretudo, humanidade. No entanto, eu sou o primeiro a delegar certas tarefas ao computador a fim de ter mais tempo para refletir e ouvir os pacientes. O sistema digital é muito importante, desde que fortaleça os laços humanos, em vez de desestruturá-los.

6

dores e doenças

Se eu não tivesse convivido com a doença desde os 6 anos, minha reflexão sobre a fadiga não seria a mesma. Todas as moléstias, das mais graves às mais comuns – como dores na coluna ou alergias –, deixam as pessoas cansadas. Quando se instalam e se tornam recorrentes, levam as vítimas à exaustão permanente, e elas acabam abdicando de parte da vida. Mais de uma vez, assim como outros que sofrem de uma patologia crônica no dia a dia, fui obrigado a fazer uma escolha: seguir adiante ou parar por um tempo. Senti a tentação de soltar o corpo e me entregar à prostração, mas minhas paixões e o desejo de viver me obrigaram a ir atrás de possibilidades, em vez de ceder à resignação, que para mim soa como uma fatalidade. Questionei minha abordagem dos domínios evocados neste livro e precisei reconstruir meu modo de ser, interrogando-me o tempo todo, com sinceridade, sobre a minha relação com a fadiga. E assim se abriram novos horizontes. Com o tempo, cheguei a agradecer à doença, aos sintomas, por me terem esgotado. É uma postura surpreendente, mas hoje posso afirmar que, sem ela, sem eles, eu jamais teria me sentido tão vivo, tão bem situado, seguindo como protagonista da minha vida.

"Como você convive com uma doença crônica cujos sintomas se fazem sentir todos os dias?", Adrian me perguntou. Depois de alguns minutos para encontrar as palavras certas, eu lhe respondi: "Isso não é mais um problema. Os sintomas pesam, é verdade, mas não deixo que me estressem a ponto de me imobilizar". E me ocorreu uma metáfora: "Imagine um bailarino que fica surdo em plena apresentação. Todos à sua volta continuam a dançar, levados pela intensidade da música, e ele fica ali parado, paralisado, congelado. Eu não deixei que a doença me privasse de todos os movimentos, da minha vitalidade, o que nem sempre foi fácil. Procuro integrá-la ao espetáculo, ao meu cotidiano, e tudo se torna possível". Adrian balançou a cabeça concordando. Ficamos em silêncio por um instante. Minha fala é uma extensão da filosofia que ele compartilha com os pacientes no centro de avaliação e tratamento da dor no hospital Ambroise Paré. Como eu, ele sabe que a doença não ataca apenas partes do corpo, mas também o estado de espírito e os pensamentos. Orientando minha reflexão nesse sentido, aprendi a viver com meus males e a me agarrar à autonomia que me resta. Posso continuar a ter uma vida em família, uma carreira, lazer, engajamento na comunidade, mesmo quando, tomado pela dor, não consigo ver o céu à minha volta.

Há vinte anos, sofro de uma doença inflamatória crônica. Na fase aguda, ela me impede de fazer o menor movimento sem sentir dor. No resto do tempo, o mal-estar é contínuo, mas decidi aceitá-lo, não apenas suportá-lo, e é aí que reside a verdadeira mudança: não servir mais de abrigo aos sintomas. Apesar de eu ter essa enfermidade há anos, ela só ganhou um nome três anos atrás. A medicina precisou explorar centenas de hipóteses antes de chegar a uma conclusão. Agora sei que meu corpo sentirá os sintomas por toda a vida. Lutei por muito tempo, mas tudo mudou quando me recusei a afundar na dor. Consegui recuperar uma espécie de equilíbrio ao procurar a resposta para uma questão que me pareceu fundamental: eu seria capaz de me tornar responsável pelo meu alívio e não permitir que a fadiga decorrente da doença me esgotasse?

A fadiga, mesmo que só me deixe raramente, assume outra intensidade quando se origina de uma crise, um pico a mais na curva sinusoidal da dor: ela está lá, antes, durante e depois. Antes que os sintomas recrudesçam, uma grande fraqueza toma conta de mim, e já sei o que ela anuncia. A medicina não tem explicação para esse fenômeno, embora Adrian afirme que ele é conhecido. A esse cansaço se segue a fadiga que nasce do sofrimento. Às vezes, insônias provocadas pelas dores inflamatórias perturbam meu sono, esvaziando o repouso de qualquer significado. Afinal, quando a dor acaba, vem a exaustão, que em alguns casos leva a vítima à astenia, deixando-a prostrada. Em inúmeras patologias crônicas, os doentes não ficam mal, mas compartilham muitas vezes a lassidão ligada aos sintomas – é conveniente comunicá-la ao médico se ela durar muito tempo –, possivelmente causada pelos tratamentos para aliviar a dor, mas que acarretam sonolência, uma sensação de fadiga extrema. Passamos a ter medo da fadiga, a antecipá-la, a sofrê-la. Ela pode se tornar um fator de angústia, que se junta aos sintomas e nos paralisa em plena atividade. Fadiga e angústia imobilizam e aprisionam: quando a crise é aguda, o doente, com o corpo e a mente congelados, incapaz de qualquer movimento, não é mais o protagonista de sua vida. Encolhido, ele se retira do mundo para ficar atento apenas à dor.

Apesar dos sintomas que vão em um crescendo, faz anos que não fico encerrado na minha dor. Diante de doenças, em particular da minha, a medicina alopática conta com recursos e oferece várias orientações terapêuticas. Em todos os campos, para diferentes tipos de doença, a pesquisa médica progride com velocidade extraordinária. Os tratamentos se diversificam, os protocolos são cada vez mais precisos, e as novas terapias têm resultados significativos para os pacientes. Minha mãe, uma garotinha asmática na Índia dos anos 1950, não contava com muita coisa para aliviar as crises. No início, o médico não encontrara outro recurso além de molhar as paredes da casa e fazê-la respirar a cal que as cobria. Isso a ajudava, mas ninguém sabia por que, talvez fosse um efeito placebo, talvez não. Quanto a mim, criança, tive acesso muito cedo ao salbutamol, mais conhecido com o nome de Ventoline, comercializado na França a partir de 1973. Meus filhos, igualmente asmáticos, têm um arsenal completo à sua disposição: tratamento de fundo, tratamento para as crises, técnica de terapia respiratória não só em caso de crise, mas também para prevenção, hospitais que levam a sério os pacientes que chegam ao pronto-socorro. Uma evolução assim tão rápida merece, sem dúvida, gratidão e admiração.

Já adulto, para a doença inflamatória – que se somou à asma –, beneficiei-me de remédios para aliviar as dores, como eu fazia quando garoto. Eles eram a solução milagrosa que me permitia continuar a agir, trabalhar, correr, fazer o que os outros faziam, e assim eu evitava a fadiga decorrente dos sintomas. Mas acabei percebendo que era falso o caminho que eu trilhava me apoiando apenas na farmacopeia e decidi parar com os remédios. As crises, então, passaram a surgir com menos impacto, duravam cada vez menos e com menor intensidade. Adrian concorda que eu não sou o único a observar a redução da eficácia dos medicamentos a longo prazo, e acrescenta que certos tratamentos agem bem sobre a patologia, mas geralmente os efeitos colaterais trazem dano maior que os benefícios alcançados. No caso do reumatismo, por exemplo, existem anti-inflamatórios não esteroides que apresentam eficácia notável; porém, depois de doses regulares, eles causam problemas digestivos em alguns pacientes, obrigando à interrupção do tratamento.

Ao tentar colocar um rótulo nos males que as atingem, procurando um tratamento e um protocolo eficazes para depois adaptá-los, modificá-los e acompanhá-los por meio de consultas médicas e exames, as pessoas que vivem com uma patologia crônica veem se esgotar o tempo de que dispõem para refletir e cumprir uma programação diária. A doença invade os pensamentos, guia as ações, a maneira de viver. Quando alguém fica doente, o fechar-se em si mesmo é um reflexo, que gradualmente se consolida.

Na época em que sofri a primeira crise de asma, aos 6 anos, estávamos longe de atingir os quase 4 milhões de pessoas afetadas pela doença na França. Minha condição era muito instável e assustava a professora e os colegas, que ficaram com medo de me ver com falta de ar depois que tive uma crise no pátio durante o recreio. Para todos, eu me tornara Léonard, o asmático, não mais Léonard. Fui excluído de muitas atividades: não podia praticar esportes na escola e passava o tempo sentado no banco dos reservas. No início, ser posto de lado me deixara aliviado: parecia um benefício secundário, porque assim não me arriscava a sufocar, e ficava feliz por poder voltar mais cedo para casa. Pouco a pouco, a dispensa foi me parecendo uma exclusão. Sentia-me podado do convívio com os outros.

Adrian também vivenciou, muito jovem, esse sentimento de exclusão por isolamento. Quando ele tinha 2 anos, um de seus irmãos morreu em circunstâncias trágicas, e a família levou anos para reaprender a viver. A partir daquele dia funesto, Adrian tornou-se um garoto tímido e reservado: "Eu não compreendia os códigos sociais, parecia anestesiado. Não sentia nada, como se quisesse me proteger da dor que invadira a minha vida e afetava todos ao redor. Fechado em mim mesmo, não sabia como sair". Mais tarde, ele me contou que levou anos para perceber seu sentimento de estranhamento, despersonalização e dissociação. Ao sofrer uma neurose obsessiva, experimentou um mal que não é visível no corpo, mas que exaure completamente. "Muitas pessoas sofrem de uma patologia que as paralisa e torna sua vida impossível, mesmo que, aparentemente, tudo esteja correndo bem. Pouco antes da adolescência, eu vivia encerrado em minhas obsessões: não conseguia ir comprar pão na padaria nem atender o telefone. Era incapaz de expressar um desejo ou um sentimento." Segundo ele, foram necessários anos de terapia – análise no início, seguida por algumas sessões de hipnose – para libertá-lo dos sofrimentos psíquicos.

Muitas pessoas afetadas por patologias crônicas fazem relatos semelhantes. Quem sofre de enxaqueca frequentemente é obrigado a ficar no escuro, sai menos ou às vezes deixa de sair por completo, porque tem medo do barulho, de cores vivas, da fumaça do cigarro e do efeito que esses fatores combinados podem ter sobre ele. Os alérgicos, os que padecem de intolerância alimentar (cujo número dobrou na França em alguns anos), vivem sob controle permanente. O filho de um amigo, alérgico/intolerante a lactose, ovos e trigo, precisa levar o próprio bolo ao aniversário dos amiguinhos porque não pode comer como os outros. Não é à toa que há um bom tempo vem recusando os convites, o que reforça ainda mais a diferença. Adrian me falou sobre pacientes com diabetes, em particular diabetes tipo 1, que se manifesta muito cedo, às vezes aos 3 ou 4 anos. Essas crianças e, não nos esqueçamos jamais, aqueles que as acompanham, os pais, precisam aprender uma nova maneira de viver: o controle diário do açúcar no sangue, injeções de insulina, a adaptação das doses nas ocasiões festivas, a prática obrigatória de esportes etc. Durante algumas consultas, Adrian se depara com famílias esgotadas por terem de pensar em tudo, o tempo todo, e com receio de ser colocadas de lado pelos amigos. São inúmeras as que passam pela perda de vida social: os antigos amigos hesitam em convidá-las, com medo de cometer algum erro na elaboração do menu, de fazer perguntas erradas ou deixar de perguntar.

É importante lembrar que essas pessoas, privadas de parte das atividades mais banais, podem levar uma vida normal e até chegar ao sucesso, como a atriz norte-americana Sharon Stone, que tem diabetes tipo 1, ou a atleta canadense Annick Gagné, que foi além de tudo o que parece possível para um doente: completou um triatlo poucos anos depois de ser diagnosticada com esclerose múltipla e disse ter aprendido a reconhecer os diferentes tipos de fadiga, física ou emocional, a fim de encontrar, na boa fadiga que acompanha o esforço, apoio para se recuperar dos surtos da doença. Outro exemplo fora do comum, o herói da minha infância, campeão de natação, Mark Spitz, asmático, conquistou sete medalhas de ouro com sete recordes mundiais nos Jogos Olímpicos de Munique, marca não superada por mais de trinta anos. Acho que essas pessoas, em vez de se deixarem esgotar pelos sintomas, encontraram forças em seus próprios recursos, que as afastam da dominação da enfermidade.

Quando alguém descobre que tem uma doença crônica, deve buscar em si mesmo os recursos necessários para não deixar as possibilidades se esgotarem, embora esse seja um caminho difícil de percorrer. No meu caso, quando passei a ter crises repetidas aos 26 anos, fiquei tentado a viver minimamente para não agravar ou despertar a dor, mas também fui levado a negar o que sentia, a ignorá-la e a desenvolver minha atividade profissional, agindo como se nada estivesse acontecendo. Alternei períodos de imobilismo, em que eu, cheio de raiva, me fechava e não fazia nada, com momentos de atividade febril, quando trabalhava dia e noite. Nada disso funcionou: os sintomas não iam embora e, quer me sobrecarregasse, quer me poupasse, a fadiga se instalava no meu corpo.

Tudo mudou quando compreendi que não iria vencer essa guerra, que não havia, aliás, uma guerra a ser ganha e que era preciso abandonar a ideia de viver "como antes". Essa constatação soou paradoxalmente como um alívio: fui forçado a admitir que devia me adaptar a uma situação permanente. Para ser bem honesto, fui tomado por uma tristeza profunda, como a que acompanha o luto, um grande cansaço. Isso me abateu por um tempo. Mas no fundo do poço, como no fundo da piscina antes de voltar à superfície, aprendi a observar a calma, a entender a quietude surda, a ver nessa gravitação que as paixões, os desejos não tinham me abandonado. Dessa fadiga, do desejo nutrido por tanto tempo de recuperar as possibilidades perdidas, da tristeza de entender que jamais seria como antes, nasceu o esgotamento de onde surgiu o possível. Como quem dá um impulso com as pernas para tirar a cabeça da água e inspirar profundamente, sentindo vida no corpo, encontrei no esgotamento um apoio e não precisei mais suportá-lo. Deixei de esperar para me agarrar à vida apenas entre as crises, e passei a usufruir dela também durante as crises.

A partir do momento em que aceitei me adaptar à minha nova vida, surgiram outras possibilidades. Procurei inspiração em grandes personalidades que marcaram a história. Para citar apenas duas, Karl Marx publicou o *Capital* em 1867, quando sofria havia três anos de hidradenite supurativa, que provoca nódulos, abscessos muito dolorosos e uma grande fadiga. E Champollion, o pai da egiptologia – provavelmente portador da doença de Charcot, que o teria vitimado aos 42 anos –, trabalhou em sua gramática egípcia até ficar impossibilitado de escrever. Essas pessoas levaram a vida até o fim, e isso me tocou profundamente e reforçou minha motivação para não lutar contra qualquer forma de afecção, mas sim viver plenamente minhas paixões. Encontrei assim, naquilo que existe em mim e à minha volta, por meio dos que me são próximos, das minhas atividades, um terreno novo para viver, e não apenas sobreviver.

Refazendo meus passos, descobri que já havia percorrido o caminho que nos tira do isolamento da patologia, bem antes de ser capaz de estudar a questão de forma direcionada, na fase adulta. No sexto ano, tive um professor de educação física que era asmático. Ele refletira muito a respeito da doença e da influência que ela exercia na sua vida. Então percebeu que, quanto mais praticava esportes – controladamente –, mais ficava em forma e se sentia menos doente. Ele propôs, apesar da minha dispensa, que eu voltasse a fazer um pouco de exercício, acompanhando-me passo a passo, para que eu pudesse sentir quando deveria parar e quando poderia forçar um pouco mais. Aprendi a conhecer meu corpo e a não o considerar como inimigo. Semana após semana, fui sentindo de novo a boa e alegre fadiga, aquela que surge depois de uma partida de futebol com os colegas. Passei a jogar handebol, depois de perceber que podia praticá-lo sem risco e extrair dele um enorme benefício para a respiração, colocando o corpo em movimento e jogando com meus amigos. Outros doentes sabem que o esforço físico pode valer a pena: Adrian sofre, desde criança, de enxaqueca do tipo hemicrania latejante. Na adolescência, ele aprendeu a praticar algum esporte no início da crise, com os primeiros indícios de dor. "O sofrimento começava a aumentar", ele explica, "mas, graças à secreção de endorfinas, passava muito mais rapidamente do que se eu tivesse me fechado em um quarto e tomado remédio." A partir daí, ele começou a praticar vários esportes e consegue viver sem tratamento de fundo. As enxaquecas praticamente desapareceram e, quando surgem, ele sabe escutá-las e as interpreta como um sinal de alarme de fadiga ou tensão. Outro exemplo: insuficiência cardíaca, primeira causa de hospitalização de pessoas com mais de 60 anos na França (isso corresponde a um indivíduo em sete). Se os tratamentos medicamentosos têm importância vital, os recentes progressos médicos permitiram uma nova aposta: a reabilitação por meio do esforço, com a prática de exercícios físicos diários, e a adoção de novos hábitos alimentares que contribuem para melhorar a qualidade de vida dos pacientes.

Hoje, a medicina salienta que o exercício físico ou o relaxamento podem trazer benefícios aos doentes crônicos em geral. Para os que sofrem de colopatia funcional (dores digestivas, diarreias, constipações, flatulência), é aconselhável o relaxamento, porque está provado que o estresse e a ansiedade agravam os sintomas e impedem os pacientes de sair de casa. Nessa linha, é recomendado aos que se queixam de dores lombares (dores nos rins que não têm nada a ver com os rins e que atingirão, no futuro, boa parte da humanidade) fazer exercícios em vez de parar de se movimentar, porque isso apenas prolonga a dor.

Em um atendimento de medicina interna, encontrei a doutora Julie Cosserat, que me explicou que houve muitas mudanças na maneira de abordar a lombalgia crônica. Antigamente, para os casos extremos, prescrevia-se repouso, às vezes até imobilizava-se os pacientes em leitos de hospital. A pesquisa médica provou que isso fazia mais mal do que bem: "Pode-se dizer que às vezes são necessários vários meses para recuperar a massa muscular perdida durante a imobilização de um mês". Adrian me explicou que, em certos tipos de enxaqueca, o consumo regular de analgésicos e anti-inflamatórios perpetua as crises dolorosas, alimentando assim um esgotamento crônico. Inversamente, caso se integre atividade esportiva e relaxamento à rotina do paciente, é possível melhorar a situação, e, nesse campo, os médicos encontram cada vez mais recursos. Algumas pessoas decidem complementar a solução terapêutica indicada pela medicina com atividades como ioga, pilates, meditação, auto-hipnose, a fim de melhorar a ligação com o próprio corpo e diminuir o estresse e a ansiedade.

A intenção de algumas dessas providências é não dissociar mais o movimento físico daquele que se liga ao estado de espírito, a mecanismos de pensamento por vezes congelados. Movimentar-se não se limita a fazer alongamento, calçar tênis e sair para correr. Podemos encontrar recursos inimagináveis e utilizá-los para conseguir associar harmonicamente o corpo e os pensamentos. Um amigo indiano, músico, me convidou para jantar na casa dele em Mumbai. De tanto trabalhar em gravações de estúdio, onde o volume do som nem sempre era bem ajustado, ele teve o aparelho auditivo afetado e sofria de acufeno, zumbido no ouvido. Durante o dia, mantinha o rádio ligado para não escutar o assobio enervante. À noite, tomava soníferos para dormir, o que não o impedia de acordar às 4 horas, irritado e sem conseguir retomar o sono. Perguntei-lhe o que ouvia: "Um som agudo e contínuo", ele respondeu. Pedi a ele que me desse a tonalidade, já que tinha ouvido absoluto. E ele reproduziu o som que ouvia assobiando, e começamos a improvisar juntos. "Você poderia fazer do zumbido um som semelhante ao de uma tambura que lhe desse o tom para improvisar. Por que não improvisa um raga em cima dele?" Animado com a ideia, meu amigo tentou e acabou compondo melodias – depois apresentadas em concerto –, chegando até a adormecer ao se deixar levar por um tema surgido no meio da noite.

Assim como esse amigo que colocou a música no centro da sua existência sem deixar que os zumbidos ocupassem todo o espaço, eu consegui, ao superar a proibição de praticar esportes quando criança, empurrar a asma para a periferia da minha vida. Ela ainda faz parte dela, juntamente com a outra doença. Mas nenhuma das duas ocupa o centro. Minha paisagem, e o horizonte que se estende, é formada, antes de tudo, por aquilo que me inspira, aqueles que a preenchem com seu amor, desejo, mas também com tristeza e preocupação. Acontece que a medicina ocidental – como alguns de nós – tem a tendência de ignorar a noção de visão global, para se concentrar apenas no sintoma e na doença associada a ele. É evidente que a primeira preocupação de um profissional de saúde é aliviar o mais rápido possível a pessoa que chega com uma queixa. Mas, quando o mal se instala, muitas vezes é difícil encontrar uma resposta conveniente e definitiva para o paciente sem considerar o conjunto da sua vida. Eu fui tratado em clínica médica, e assim me beneficiei de outra abordagem: os médicos me perguntaram sobre o meu trabalho, meu círculo familiar, meus hábitos, ouviram meu questionamento sobre uma possível relação entre a doença e minha alimentação, tudo sem preconceito. Foram eles que me apoiaram na ideia de dar um passo atrás e observar minha vida em sua globalidade, e não apenas pelo prisma único da doença, para ter outra perspectiva da vivência dos sintomas. Adrian afirma que a percepção holística permite exercer uma medicina humanista onde alguns, segundo ele, se isolam nos entraves da tecnicidade.

Um clínico geral me contou a história de um dos seus pacientes, epiléptico desde os 10 anos. Como tinha apenas uma crise por ano, os médicos consideravam seu tratamento eficaz.

Mas o paciente não tinha a mesma opinião, porque se sentia particularmente cansado. O esgotamento atingira tal proporção que ele pensava em parar de trabalhar para poder ficar deitado; o neurologista mudou seu tratamento. Algumas semanas depois, ele continuava se sentindo exausto e passara a cultivar ideias sombrias, até suicidas. Em pânico, depois de uma passagem pelo pronto-socorro, voltou a consultar o neurologista, que lhe prescreveu antidepressivos, além dos antiepiléticos. Na ocasião, a companheira o abandonara, situação que não havia contado ao neurologista, que por sinal não lhe perguntara nada. O cansaço, de fato, não tinha nada a ver com o novo tratamento, e ele, focado na doença, não pensara em ligar a fadiga à tristeza. O neurologista deveria ter tido o cuidado de estudar o paciente em sua totalidade e em seu ambiente, disse o clínico geral, que foi quem acabou agindo, questionando o cliente, de modo a obter uma visão do conjunto da vida daquele homem, ferido por um rompimento amoroso.

A doença que exaure faz parte de um contexto vivo, complexo e sutil. Hoje, a medicina evolui e tenta cada vez mais incluir a patologia em um ambiente holístico, para compreendê-la e tratá-la melhor. O que ainda é difícil, por falta de disponibilidade em hospitais. O ritmo dos médicos internos é frenético, é complicado suportar a pressão. Em número reduzido, eles devem atender os casos mais urgentes, deixando às vezes o paciente sozinho e perdido. O médico tem que se contentar em aconselhar a pessoa, dar nome à doença dela, e não dispõe de tempo para ser mais atencioso. Um colega da minha equipe teve, há alguns anos, uma crise cardíaca.

Quando chegou ao hospital, em condição de emergência, recebeu um *stent* – dispositivo colocado em uma artéria para facilitar a circulação sanguínea. Depois da operação, o cirurgião lhe explicou que devia repousar, ficar calmo, parar de fumar, comer menos gordura, cuidar-se e realizar atividades tranquilas para se livrar do estresse. Depois, sem mais, anunciou-lhe que, provavelmente, ele sofria de um tipo de leucemia de evolução lenta, mas ainda não haviam chegado a uma conclusão definitiva. Meu amigo, que só retivera a palavra leucemia, ficou angustiado e mostrou seu espanto ao cirurgião: "Doutor, o senhor acabou de me dizer para ficar calmo, então por que me falou sobre a possibilidade de eu ter leucemia se nem ao menos tem certeza disso?". Ele acabara de ter uma crise cardíaca, saíra de uma operação e se preocupava com o futuro imediato. Já eram três fontes de angústia, causadoras, entre outras, de fadiga emocional. O médico fora inoportuno e reconheceu isso imediatamente, desculpando-se. "Não somos treinados para escutar o paciente ou ter consideração por ele. Nossa obrigação é oferecer a resposta técnica a um problema técnico", diz Adrian.

Para tentar superar esse aspecto do atendimento ao paciente, o professor Xavier Hébuterne, chefe do departamento gastrenterológico do Centro Hospitalar Universitário de Nice, levou a cabo uma experiência batizada de *In their shoes* com uma associação de pacientes. Durante 36 horas, graças a um aplicativo instalado em seu *smartphone*, ele viveu com alguns colegas, em tempo real, o cotidiano dos doentes que sofrem de retocolite hemorrágica. Alguns dos sintomas da doença – ulcerações que sangram, diarreias, dor no abdome, muito cansaço – trazem consequências para o dia a dia pessoal e profissional. Graças ao excelente uso do *smartphone* e de novas tecnologias, eles se colocaram no lugar do doente. Recebiam várias vezes ao dia (e à noite) alertas por sms, chamadas telefônicas indicando o aparecimento de um sintoma que obrigava a uma ida urgente ao banheiro em dez minutos; a não comer mais determinado alimento quando a crise se declarava; ou a parar de trabalhar durante quinze minutos por sentir um enorme cansaço. Mas, além disso, eles receberam mensagens comunicando que os custos do seguro de viagem das próximas férias seriam mais elevados, ou que os resultados dos exames não foram bons, tudo isso no meio do dia. O professor Hébuterne pôde viver cotidianamente as consequências da doença na vida dos pacientes e observar de perto o que eles sofrem. Em uma entrevista que deu depois dessa "experiência exaustiva", concluiu que por meio dela se esclarecera um ponto importante: o tempo que devia dedicar a cada pessoa afetada pela doença, para escutá-la com atenção e não subestimar seus sintomas deveria ser maior. A aliança de novas tecnologias com a medicina é importante para compreender melhor e despertar a equipe médica para o sofrimento daqueles que merecem toda a sua atenção. Resta apenas esperar que a experiência se propague por outros hospitais e unidades médicas. Seria um bom tema para viralizar.

Adrian lembrou que, mesmo sendo importante ficar atento ao paciente, a seus sintomas, a sua vivência e a seu ambiente e não falar com ele como se fosse uma máquina, não se deve, inversamente, mergulhar na visão global, esquecendo-se de observar ocorrências mais evidentes, como um ataque viral.

Foi o que lhe aconteceu quando estava no Ensino Médio e o médico lhe disse que ele estava com uma crise de depressão. Ele acabara de repetir de ano, e seu pai fora diagnosticado com um câncer gravíssimo. Será que a mãe de Adrian, psicanalista na ocasião, orientou o diagnóstico do médico? Pode ser. Durante várias semanas, ele pesquisou a fadiga perversa, que o impedia de praticar esportes, o deixava exausto e lhe dava a sensação de ser um robô continuamente em modo de economia de energia. "Entretanto, algumas semanas mais tarde, acordei, como a Bela Adormecida, livre de todo o cansaço", ele me conta. "Em nenhum momento me senti deprimido. Tinha a impressão de que alguma coisa me escapava, que os médicos não haviam compreendido." A intuição lhe permitiu observar a fadiga com atenção, como um objeto de estudo alheio: "Eu andava muito admirado porque o condutor me acordava todas as vezes que chegava ao terminal do trem que me trazia da escola. Aquilo não correspondia à ideia que eu fazia de depressão…". Adrian sabia um pouco do assunto graças às conversas com a mãe.

Anos depois, na faculdade de medicina, ele estudou a mononucleose infecciosa. Como Adrian me falou, ela é benigna e pode contaminar muita gente sem provocar sintomas, mas, às vezes, o doente se sente exaurido, a ponto de adormecer em uma sala de espera, em um corredor, ou mesmo fazendo compras. O vírus é transmitido pela saliva e afeta principalmente os adolescentes, com frequência depois do primeiro beijo, daí o apelido "doença do beijo". Adrian logo pensou em sua estranha fadiga aos 15 anos, e os exames de laboratório que fez, já adulto, lhe revelaram que ele havia sido contaminado pelo vírus possivelmente naquela época. Adrian extraiu uma lição dessa experiência: "Tenho sempre essa história em mente, porque ela foi muito enriquecedora quando me tornei médico: aqueles que cuidaram de mim não levaram em conta a ligação entre o corpo e o espírito. Era natural supor que eu sofria de uma fadiga psíquica atrelada a todos os problemas que me cercavam na ocasião. Mas ninguém percebeu que o cansaço que me abatia era causado por uma doença. Para eles, ou era fadiga física ou fadiga mental. Mas por que não as duas?"

A intuição de Adrian era boa, mas, por ser muito jovem, não conseguiu expressá-la. Se fosse alguns anos mais velho, ele poderia ter falado com seus médicos e explicado com convicção que não se sentia tão perturbado como eles imaginavam. Pois se nós, pacientes, nem sempre somos capazes de julgar com o distanciamento e os parâmetros necessários, por outro lado somos os únicos a saber onde se manifesta o mal que nos aflige, a que ponto isso nos angustia, quanto estamos fatigados.

Há pouco tempo, um homem na casa dos 40 anos que frequentou comigo um retiro de meditação sentiu uma dor forte no peito e no braço quando ia para o trabalho, além de uma fadiga imensa. Por indicação de seu médico, ele fez uma consulta urgente com um cardiologista. Os resultados do eletrocardiograma não indicaram nada em particular, conforme o médico lhe assegurou, propondo-lhe que fizesse um teste ergométrico nos próximos dias. "Se eu fizer o teste, vou morrer, doutor", ele argumentou. Diante de uma certeza tão absoluta, o médico encaminhou-o para fazer exames de sangue, que acabaram revelando que ele precisava de internação hospitalar urgente.

É provável que o instinto de sobrevivência desse homem o tenha levado a persistir em sua determinação. Mas também é possível que sua abordagem pessoal, por estar mais próxima do que estava sentindo, o tenha ajudado, bem mais do que se tivesse passado horas em fóruns de discussão que só agravariam a situação. Na verdade, passar noites na internet pesquisando para saber se outros, com a mesma doença, compartilharam nossa experiência, além de nos afastar de nossas percepções, nos exaure e nos deixa mais preocupados. Talvez fosse mais útil seguir outro caminho para esclarecer uma parte importante daquilo que nos aflige. "O corpo não é um desconhecido com o qual devemos coabitar", declarou meu amigo Christophe Bourhis, fisioterapeuta e osteopata. Só nós possuímos a vivência "interna" da doença, enquanto o médico tem, evidentemente, uma abordagem teórica e externa. Constatei inúmeras vezes como era importante, para os terapeutas, médicos e outros profissionais da saúde, ter uma ideia o mais precisa possível da queixa apresentada, para que pudessem indicar um tratamento adequado. A verdade é que já cultivamos uma relação com o que somos, nosso corpo, nossos pensamentos, fora das crises. Desenvolver uma relação com a intuição, com o sentimento, se soubermos captá-los em momentos tranquilos, permite que sejamos ouvidos, que possamos assumir uma posição diferente, mesmo que às vezes façamos uma interpretação errônea da situação.

Essa visão é um dos fundamentos de uma das mais antigas medicinas tradicionais. O doutor Indulal, do hospital aiurvédico de Coimbatore, na Índia, lembra que "a medicina aiurvédica propõe aos pacientes que conheçam seu corpo, compreendam como ele reage. Para nós, é isso o que se deve fazer pela manhã: saber onde está, como se sente. Em seguida, ao longo do dia, não se deve tentar realizar o impossível focando em objetivos inatingíveis, que é a única maneira de não ir além das próprias forças e da energia de que dispõe. O que é da responsabilidade de cada um". Sabemos que aprender a se conhecer está longe de ser evidente e faz parte de um processo que nem sempre nos é familiar. Sentir o corpo, ficar com seus pensamentos, pode parecer exótico para muitos, mas constatei muitas vezes que não somos obrigados a ter conhecimento profundo de nossas percepções para poder mudar hábitos que são fonte de fadiga. Basta acertar o passo e cultivar a terra para começar a colher frutos.

Quando a pessoa sofre uma doença, crônica ou não, é difícil para ela distanciar-se e analisar a situação. A tendência é conferir à doença uma importância tal que ela acaba por exaurir todas as forças, como uma erva daninha que sufoca aos poucos as flores do jardim. Ela encobre a vontade e os desejos, faz com que nasçam ideias sombrias. Os recursos se esvaem. No capítulo sobre *burnout*, Adrian explicou como trabalhava com os pacientes para recuperar seus valores, aqueles consumidos pelo incêndio interno. No campo da doença, segundo o mesmo princípio, trata-se de ir em direção à própria vontade, ao desejo e ao prazer de deixar a "clausura". Não se trata de uma postura filosófica: ao realizar uma atividade que nos proporciona bem-estar, seja cerâmica, seja música ou culinária, estimulamos determinadas partes do cérebro que secretam os hormônios do prazer: a dopamina, depois a serotonina e diversas endorfinas. Fazendo bem, elas ajudam a enfraquecer a doença ou, ao menos, algum dos seus sintomas: a fadiga, a fadiga malvada que nos abate e nos mantém sob uma camada de chumbo. Adrian me contou que seus pacientes muitas vezes se surpreendem com a prescrição que ele dá por escrito: "Faça bem a si mesmo, uma vez por dia, todos os dias".

Essa receita foi a tábua de salvação para uma mulher de uns 40 anos, que vinha vê-lo completamente abatida. Ela sofria de diabetes e colesterol alto, além de dores musculares ligadas ao trabalho como balconista. Tudo a deprimia. "Vivo debaixo de luzes de néon, ouço bipes o dia inteiro, sinto dor nas costas, nos ombros, nos braços, estou tão farta...", ela disse a Adrian. Ele começou a fazer relaxamento com ela, deixando-a sonhar, com os olhos fechados, fazendo-a ouvir música para substituir os bipes que assombravam seu espírito. Em seguida lhe perguntou: "Como está se sentindo?" Ela respondeu: "Sinto-me bem, mas é porque você está comigo. A partir do momento que saio do consultório, estou novamente sozinha". Adrian replicou: "Você não está sozinha, você está consigo mesma!" Essa frase simples abriu-lhe uma nova perspectiva: lembrou-se de que era possível se sentir bem sozinha, deixar para trás a dor e a fadiga. Ela tomou consciência de que poderia se dar prazer ao passear, cozinhar, praticar esportes, ocupar novamente o centro da sua vida. A fadiga que a oprimia desapareceu aos poucos, e os problemas de saúde, ainda que continuassem presentes, foram colocados em seus devidos lugares.

Para essa mulher, bastara uma frase. Às vezes é suficiente um gesto. Uma paciente de Adrian, velocista olímpica, sofria de algodistrofia e não podia mais apoiar o calcanhar no chão sem gemer. Precisou pôr fim à sua carreira, e a vida se retraiu de uma hora para outra. Adrian, depois de longas horas de consulta, lhe prescreveu colocar o pé em um bloco de partida de atletismo. "Faça isso de verdade", ele insistiu, "e observe o que sente." Ao retomar essa posição, na pista que havia decidido abandonar, ela percebeu que, mesmo não sendo mais atleta, o esporte ainda fazia parte do seu mundo. Ela expulsou as queixas, a dor, para bem longe. Hoje, é treinadora, transmite sua paixão, continua a vivê-la e a viver nela. Não está curada, mas está melhor, não se esgota mais lamentando suas limitações. A sugestão de Adrian inspirou uma solução única para essa campeã, nem todos conseguem se transformar em treinador esportivo com sucesso. Em compensação, cada um tem em si recursos próprios e pode recorrer a eles para encontrar o caminho propício.

Para a balconista, que se entregava ao choro diante da fadiga e das dores, e para a atleta olímpica lesionada, que achava que teria de dar as costas à sua paixão, foram suficientes um gesto e uma frase. Cada uma a seu modo, foi assim que elas se reencontraram. Nesses casos concretos, a fadiga ligada ao sofrimento, seja qual for sua natureza, não esgota mais essas pessoas, mesmo que o mal não tenha desaparecido completamente, ou que subsista igual.

Ao adotar um comportamento menos rígido, ao tornar meus pensamentos mais flexíveis, aprendi que era possível esgotar a fadiga até o ponto onde emergem os recursos, como a água que jorra do fundo do poço. Compreendi que em outras circunstâncias eu podia fazer da fadiga uma aliada, em vez de uma inimiga contra quem lutar, aprendendo a ouvi-la. Tanto em um caso como no outro, não se trata de aplicar uma determinada receita. Adotar essas disposições leva de volta ao cultivo de um modo de vida com o qual é mais fácil travar conhecimento quando se sente bem, ou pelo menos não em plena crise, para poder alcançar essa maneira de ser nos momentos mais dolorosos.

É possível, e até provável, que alguns sintam neste exato instante uma sensação desagradável ou uma dor no pescoço, falta de ar, palpitações ou apenas dificuldade para encontrar uma posição confortável, temendo que os velhos demônios estejam prestes a surgir.

Se for este o caso, eu o aconselho a pôr de lado o livro e fechar os olhos assim que memorizar a sugestão da página seguinte.

Volte toda a sua atenção para a parte do corpo em que se localiza a sensação dolorosa, o incômodo.

Dedique um tempo para delimitar sua amplitude, depois de sentir onde se encontra o epicentro.

Observe as ondas que se propagam.

Veja que, além do alcance delas, tudo vai bastante bem.

Inspire, expire. Cada uma das inspirações poderia permitir-lhe alongar a zona que está em sofrimento, levar-lhe um pouco de flexibilidade, de elasticidade, como se estivesse amassando um pão com as mãos.

Cada expiração permite que você se afunde na poltrona, no divã, e assim abandone não só um pouco do mal que acompanha essa sensação dolorosa, mas também parte de sua essência, intensidade e tensão.

Com vigor, sem forçar, finalmente é você que a envolve, e não mais ela que o rodeia.

A sugestão foi extraída de uma série de proposições a que tive acesso quando passava por uma fase difícil e, depois, quando melhorei, já com dores mais fracas. Ao explorá-las regularmente, consigo os mesmos benefícios, sentindo menos dificuldade quando as dores ficam mais fortes e terminam por, literalmente, me esgotar. Assim, quando uma crise se avizinha, não a nego mais, eu a ouço, fico com ela. De acordo com a necessidade, adapto temporariamente minha vida e as atividades profissionais para não lutar de cabeça baixa até o esgotamento. Do mesmo modo, no pico da crise, não hesito em parar de me agitar, de me mexer, e procuro uma posição mais confortável, que me faça sofrer menos, em vez de ficar tocando a área irritada para verificar se está melhor. Concentro a atenção na dor, sinto sua extensão e, usando a imaginação, eu a limito, reduzindo-a pouco a pouco enquanto ouço o resto do meu corpo que está bem. Apesar de melhorar a situação, isso nem sempre é suficiente para fazer desaparecer os sintomas, e então chamo meu médico e sigo, de acordo com sua orientação, os tratamentos necessários, mas em doses menores do que se tivesse recorrido aos medicamentos no início da crise.

Dentro dessa dinâmica, Adrian propôs uma abordagem semelhante a seus pacientes que, sofrendo de doenças crônicas, têm dificuldade em aceitar seu estado. Ele deu um nome poético a um dos exercícios que lhe passei, "arco-íris". Ele lhes pede que ouçam com atenção a instrução e a sigam: *sobretudo não pensem na cor vermelha*. O vermelho se impõe e imediatamente desencadeia uma reação de luta contra ele que impede o paciente de se concentrar. Essa experiência ilustra que não é possível reagir a uma injunção tentando *não imaginar alguma coisa indicada,* já que, na mesma hora, ela se fixa diante dos olhos! "Percebam que não é possível obedecer a uma ordem negativa. Quando repetem a si mesmos que é preciso não pensar na dor, na insônia, no cansaço, isso não pode funcionar." Adrian sugere que deixem o vermelho chegar ao espírito, assim como outras cores, todas que desejem. Eles as nomeiam em conjunto, falam de nuances, de termos precisos, verde pálido, ciano, verde-água, verde azulado etc. Depois ele propõe que isolem o vermelho: "E agora, vocês o estão vendo?". Em geral, os pacientes não o veem mais, ou ele aparece pálido, rosado, alaranjado. Adrian conclui: "Quando a crise chega, deixem que a cor da dor venha, em seguida deixem vir as outras. Contem quantas são. Olhem para elas". Com esse processo muito simples, eles não aliviam o sofrimento, mas deixam emergir outras sensações, sem as excluir.

A ideia de que uma pessoa jovem terá mais facilidade de encontrar os recursos mencionados até aqui do que alguém em idade avançada, marcado pelo desgaste natural que acompanha a velhice, não é surpreendente. Quando o cansaço dos anos se junta à fadiga das doenças ligadas à idade, fica difícil não se deixar envolver pela tristeza, não abandonar a vida que ainda resta percorrer. Alguns idosos, pacientes de doenças crônicas, acabam por se resignar à espera de que seu coração, muito usado, batendo rápido em um corpo enfraquecido, pare de funcionar. Muitos, porém, ainda têm recursos a que podem ter acesso. Em qualquer idade, é viável encontrar novas possibilidades, mesmo que seja difícil vislumbrá-las.

Lembro-me de uma vizinha com quem cruzei por anos na piscina. Quando percebi que não a via mais ali, ao passar diante da sua casa, decidi tocar a campainha para saber o que tinha acontecido. Ela me explicou que tinha ficado muito mal das costas para poder nadar e que o excesso de peso a deixava tão cansada que desistira de qualquer exercício físico. "Há tempo para tudo: estou muito velha para nadar." Ela devia ter uns 75 anos, e com certeza seu peso prejudicava os joelhos. Propus que ela fizesse na piscina um processo de relaxamento que inventei para ela: sustentada por pranchas e acessórios de poliestireno, ela ficava boiando na superfície da água. Para se divertir, usando um flutuador, movimentava os braços e, com um MP3 à prova d'água nas orelhas, cantava *Let It Be* a plenos pulmões. Semana após semana, ela voltava à natação e ao prazer de deslizar na água. "Afinal, ainda estou em forma, posso até me movimentar um pouco!", disse um dia ao sair da piscina. Ela se dispôs a ouvir os recursos que lhe restavam. Sem dúvida ela sofria da coluna e estava acima do peso, mas os braços, os ombros, as pernas, as mãos e o fôlego funcionavam bem, e ela podia se servir deles para fazer desaparecer, ainda que por instantes, a dor nas costas e o cansaço de carregar um corpo muito pesado.

Como essa mulher que, levando tudo em conta, conseguiu voltar a nadar, às vezes é perfeitamente possível separar o cansaço próprio da idade da fadiga provocada pela doença, para permitir, graças a esse distanciamento, voltar a viver. Trata-se de aceitar ser diferente, com indiferença. Adrian tinha uma paciente com uma deficiência física desde a infância, uma patologia congênita que lhe causava dores crônicas e dificuldade para andar. Com a idade, ela se resignou, a contragosto, a usar bengala. Aos 70 anos, não aguentava mais os olhares dos outros, que ela acreditava serem de desprezo para com a velhinha caquética que imaginava ser. Tensa, contraída, ela se esforçava para andar mais depressa para fugir daqueles olhos que, segundo ela, a seguiam por toda parte. Preferia se fechar dentro de casa. Adrian tirou a bengala de sua mão e soltou-a. A bengala caiu, não a paciente. "E então, quem segura quem?" Propôs em seguida que andasse como se quisesse ajudar a bengala a ficar mais relaxada. O progresso foi visível imediatamente: a paciente diminuiu o passo e retomou as caminhadas.

É difícil ter vontade de se movimentar quando o corpo dói, parecendo desmantelar-se um pouco mais a cada dia. Ao mesmo tempo, todos os recursos parecem se esgotar. E, no entanto, as centelhas de vida ainda podem se reacender. Lembro-me de que Stephen Hawking, o físico preso a uma cadeira de rodas, comentou em seu livro *Minha breve história* que "as pessoas deficientes deveriam se concentrar naquilo que sua deficiência não as impede de fazer, sem lamentar o que não são capazes de fazer". Isso é verdade para todos os que sofrem de alguma forma de invalidez, mas também vale para idosos e para os que têm doenças crônicas.

* * *

Entre as possibilidades, há uma que poucos pacientes de patologias crônicas têm coragem de mencionar, muitas vezes por vergonha, mesmo para aqueles a quem confiam suas mágoas. É claro que compreendemos suas reticências em falar dos "benefícios secundários" da doença – vividos conscientemente ou não –, dos quais tiram vantagem: como o de se livrar de trabalhos domésticos, tarefas desagradáveis ou cansativas. Uma paciente de Adrian, bem idosa e um pouco rabugenta, chegou certo dia vermelha de confusão por ter sido surpreendida na sala de espera pelo telefonema de uma amiga, a quem explicou que não poderia ir jogar baralho, "porque me sinto acabada, você compreende, sofrendo com minha fibromialgia..." Adrian acabou por descobrir no decorrer da consulta que ultimamente ela andava se sentindo bem melhor, então lhe perguntou: "Está se sentindo mal de novo?" A paciente respondeu que não, mas confessou que desejava, justamente porque se sentia bem, passar umas horas tranquilas com o marido. Não estava muito orgulhosa por ter mentido para a amiga, mas Adrian lhe garantiu: "Você já sofre o suficiente, aproveite as vantagens que essa condição difícil lhe oferece. E conte ao seu marido, ele ficará feliz por ter preferido passar um tempo com ele".

A mulher receava o julgamento do médico. Tinha medo de que Adrian colocasse em dúvida sua palavra, ou que ele pudesse acreditar que ela se prendia à doença e que não se cuidava para aproveitar certas vantagens. "Seu sofrimento é bem real, ninguém questiona sua legitimidade. Não tenha vergonha de beneficiar-se de sua situação, se isso lhe permite viver um pouco mais tranquilamente."

Estendendo essa ideia, lembro-me de uma observação feita por um amigo muito querido, Antoine Audouard – "sempre com o pé no acelerador", para usar suas palavras –, que havia sofrido um AVC. Ele vive atualmente com sequelas motoras, sem esperança de "voltar ao normal". Mesmo que seu estado não possa ser equiparado ao de um doente, parece-me que suas observações podem trazer um esclarecimento útil. De certa forma, ele me disse que se sentia feliz com o que tinha lhe acontecido, porque aprendeu a tirar proveito daquilo que sua condição lhe traz atualmente e que não tinha antes: "Eu me sinto bem mais em forma e disponível. Tenho um tempo que me pertence. Tenho problemas, naturalmente, não posso me locomover como todo mundo, mas sou um pouco mais dono do meu tempo e da minha vida, diminuí meu ritmo e concentrei minhas atividades nas coisas que são importantes para mim, o que estava longe de acontecer antes do acidente vascular". O senhor Hawking deveria ter conhecido meu amigo...

Fazendo uma retrospectiva dos anos que passei definindo a ligação com a doença, a fadiga associada a ela e o esgotamento que decorre dessa condição, compreendi que todo o encaminhamento me levou à seguinte pergunta: o que é a cura? Quando estava no secundário e terminei a prova de resistência, tive a impressão de haver vencido a asma. Graças ao esporte, vi desaparecer a fadiga que me angustiava e encontrei a fadiga que me exaltava. Mais velho, aceitando as dores, percebendo-as melhor, ignorei aquilo que me impedia de explorar cada um dos meus dias. Minha filha teve a mesma sensação de libertação no dia em que voltou a andar a cavalo, depois de ter deixado a equitação por um problema nos quadris, que lhe causava dor. Depois de consultar muitos médicos, alguns até aconselhando uma cirurgia, ela foi a um grande especialista francês, o professor Judet. As palavras dele foram definitivas: "A operação tem poucas chances de ajudá-la, você deve integrar a dor na sua vida. Ama a equitação? Ande a cavalo. Sem dúvida você tem um problema, mas ele não deve desanimá-la". Minha filha seguiu o conselho, mesmo com medo de ficar pior do que antes. Ela sofreu, mas o prazer que sentiu ao retomar a equitação foi maior. A dor foi despachada para o seu lugar e deixou o campo livre para a realização pessoal; sua patologia não a impedia mais de viver.

Afinal, pode-se dizer que é possível sarar, mesmo que a doença e os sintomas continuem presentes, desde que eles sejam integrados à vida e que se aproveite tudo o que ela possa oferecer. O pianista Keith Jarrett, que ocupa uma posição especial entre minhas fontes de inspiração, ficou recluso em casa por dez anos, vítima da "síndrome da fadiga crônica". Nas poucas vezes que conseguia ir até o piano e tocar, fazendo um esforço enorme para virar as páginas das partituras, ele descobriu um despojamento musical que nunca explorara: "Foi como se a doença me tivesse dado a possibilidade de chegar ao cerne das coisas em vez de ficar na superfície, o que antes a energia me impedia". A fadiga extrema, que esgotava tudo nele, havia lhe mostrado o essencial: a possibilidade de voltar à música, e ele então gravou o álbum *The Melody at Night, with You*.

Do âmago da doença, do esgotamento profundo, brotou um esforço e, dele, um jorro de criatividade, uma obra. Às vezes, desse processo, com um pouco menos de poesia, emerge outra forma de esforço não menos importante, que nos protege da nossa capacidade para agir destrutivamente. Uma noite, um dos meus amigos psiquiatras bebeu demais e, para resumir, ficou com uma ressaca monumental e passou o dia seguinte vomitando. Entre um vômito e outro, teve a ideia bizarra de agradecer aos sintomas: "Felizmente vocês estão aí. Graças a vocês, nunca chegarei a ser um alcoólatra".

Ainda não cheguei a agradecer à doença por me fazer sofrer, mas, pensando nisso, é graças a ela que escrevo estas páginas, esperando que me tragam muita satisfação.

FOCO

Os efeitos da fadiga no organismo

Você AINDA está cansado? Mas, afinal, o que é que você tem? A fadiga ou astenia é um bom motivo para consultar um clínico geral, porque é um mal que atinge entre 10% a 15% dos homens e 20% das mulheres. O médico vai explorar os sintomas pedindo uma descrição detalhada do modo de vida e do "panorama" do paciente: ambientes pessoal e profissional, prática de esporte, alimentação, sono etc. Deve ser uma consulta bem completa, exigindo tempo e atenção. Não basta a simples prescrição de algumas vitaminas e de uma ou duas frases de encorajamento, "Isso vai passar, descanse um pouco". E o paciente, é claro, nem tinha pensado nisso... Talvez seja preciso fazer exames de laboratório para verificar se a fadiga não se deve a uma doença em estágio inicial. Muitos órgãos acarretam a sensação de esgotamento quando funcionam mal: a tireoide, o fígado, o coração, os rins, o sangue.

Se a fadiga patológica é um sinal de alarme biológico indicando que os recursos do corpo estão diminuindo ou sendo consumidos pelo metabolismo de uma doença, como o câncer, a fadiga não patológica pode estar, ela mesma, na origem do esgotamento do corpo. Um estresse agudo, seja ele físico ou psíquico, ativa instantaneamente uma área profunda do cérebro chamada hipotálamo, cujo papel é a manutenção das funções vitais, principalmente das frequências respiratória e cardíaca, além da pressão arterial. O estresse ativa o sistema nervoso simpático, que desencadeia uma série de eventos para nos proteger: as adrenais, pequenas glândulas situadas acima de cada rim, liberam a adrenalina (catecolaminas) que provoca aceleração do coração e da respiração, bloqueio da digestão, afluxo de sangue para os músculos. Graças a essa herança da evolução animal, o corpo se prepara para se defender de uma agressão e o organismo se torna capaz de duplicar as forças mentais e físicas. Mas esse processo de funcionamento custa muito, esgotando rapidamente as reservas energéticas disponíveis. Em seguida, o corpo secretará o cortisol, com propriedades anti-inflamatórias e euforizantes. A dopamina ativará o sistema de recompensa a fim de reforçar a aprendizagem de bons comportamentos e de se lembrar dos perigos.

Mas o cortisol é uma faca de dois gumes. Ele será responsável pelo aumento da degradação das proteínas se o estresse se prolongar. O corpo, que terá esgotado rapidamente as reservas de açúcares e lipídios, atacará suas próprias estruturas para produzir os elementos energéticos, provocando aumento das taxas de açúcar, de triglicérides e de colesterol.

Normalmente, outro componente do cérebro entra na regulação da secreção do cortisol, desacelerando o hipotálamo. Trata-se do hipocampo (uma área do cérebro associada, entre outras funções, à memória e à aprendizagem), que tem papel importante no funcionamento da memória. Mas, em situação de estresse crônico, ele perde essa capacidade, o cortisol não diminui e passa a acarretar efeitos nocivos: ansiedade, depressão, degradação da memória e da capacidade de aprendizagem. Chegamos ao esgotamento. As reações do sistema nervoso não estão mais adaptadas ao nosso ambiente, os neurônios criam menos conexões. O sistema nervoso trabalha desacelerado. Alguns problemas psicológicos podem aparecer: repetição de pensamentos aflitivos ligados ao cotidiano, dificuldade de concentração, problemas de memória, sensação de cabeça vazia, ansiedade, hiperemotividade, agitação, inquietação, inibição, incapacidade para reagir a acontecimentos, sensação de bloqueio de iniciativas etc. Você se encaixa nesse quadro? Então deixe o livro de lado e passe um tempo sem fazer nada.

FOCO

A intuição na medicina, uma história de conhecimentos

Oriundo de uma cadeia literária, para mim a medicina é representada como uma ciência, estudada por espíritos cartesianos, quadrados, e ensinada em uma linguagem clara, deixando pouco espaço para a interpretação. Nela, todos os conhecimentos são transformados em regras: esquecê-las ou ignorá-las são consideradas faltas graves; os estudantes de medicina são transformados em técnicos, que se sentem culpados e angustiados por não saberem tudo.

Mas, na realidade, eles são expostos frequentemente a situações atípicas ou incertas, e poucas vezes se veem diante de doenças que apresentam sintomas clássicos! Quando estão com um paciente, vejo meus colegas se esgotarem recitando suas aulas como papagaios amnésicos. Às vezes, eles perdem o bom senso e acabam por negligenciar o que o paciente conta sobre sua história. Creio que outras formas de reflexão deveriam ser associadas à montanha de conhecimentos técnicos; eu tinha a sensação de que um tipo de intuição poderia ser ligado ao saber médico, mas só abracei realmente essa ideia no dia em que ouvi um professor de medicina dizer: "Vamos hospitalizar este paciente porque não consigo senti-lo". Os exames físicos e de laboratório não mostravam nada de anormal naquele homem. Ele dizia sentir um cansaço havia algum tempo, sem ter ficado acamado por isso. Em sentido estrito, nenhum argumento concreto justificava a preocupação por parte do médico, era uma impressão. E o homem hospitalizado acabou sendo diagnosticado com uma doença grave, que pôde ser tratada a tempo. Quando, na companhia do médico, revi o paciente, ele lhe perguntou: "Doutor, como o senhor sabia? Eu sentia que alguma coisa estava errada, mas não tinha coragem de falar, com medo que me achassem louco. O senhor me compreendeu, sem que eu precisasse dizer nada".

A intuição é estudada há dezenas de anos na medicina clínica. Um consenso científico admitiu que ela existe pelo menos em duas formas: sentimento de alerta, "alguma coisa está errada", e sensação de reafirmação, de segurança, "tudo se encaixa". Essas definições foram reconhecidas e validadas por faculdades de especialistas na disciplina. Médicos adivinhos? Se, por um lado, a intuição é misteriosa no seu modo de nos agarrar, de se impor aos nossos pensamentos, como uma luz na escuridão, ela só é possível quando o médico tem vasto conhecimento e sólida experiência. Os bons profissionais, quer tratem do corpo ou do espírito, são intuitivos. É o sentido clínico que trabalha: um gesto, uma palavra, durante a consulta ou o exame, são como cores e nuances de um quadro, mesmo quando os olhos não veem conscientemente, o cérebro capta, registra e processa os dados. Esse processo exige estar bem presente com o paciente e ter muita concentração. Alguns profissionais da saúde lutam com o dever de saber, eles se cansam, perdem energia seguindo direções erradas sem se deixar guiar por seu sentido interior, a que os holandeses chamam de "sensações viscerais". A intuição, como dizia Bergson, é um pensamento analítico, racional, exercido em excesso de velocidade. Ela é mais rápida que a consciência, porque os conhecimentos já estão presentes interiormente. Assim, observei, na minha prática médica e na formação de internos e terapeutas, que é na calma e no repouso que temos acesso a ela. O esgotamento e a fadiga embotam a percepção, ao passo que no relaxamento, no repouso físico, deixando de lado a agitação mental, a intuição brota e vem acompanhar o raciocínio teórico.

Descanse, o seu saber trabalha por você.

7

cultivando o bem-estar

O fato de eu ter abandonado a ideia de lutar para melhorar não significa, é claro, que tenha desistido de me sentir bem. Como todo ser humano, quero poder fazer o que me agrada e aproveitar a companhia das pessoas que me são próximas, nas melhores condições, por quanto tempo for possível e em um ambiente favorável. Mas isso é cada vez mais difícil de cultivar em um mundo – nosso meio ambiente – onde, constantemente, ouvimos que tudo vai mal. As más notícias, bem como as imagens agressivas, se espalham mais rápido do que qualquer ato de benevolência. Mas o mais paradoxal nesta sociedade é que, além dessa *fadiga do desastre*, à qual somos expostos no dia a dia, somos bombardeados incessantemente com esta mensagem: "Cuide do seu bem-estar, nós temos a solução para você viver melhor! Consuma! Compre nossos produtos e serviços para ficar em forma, bem informado, sorridente, tranquilo e para *sobreviver* a um mundo cheio de perigos!" Esse imperativo social, aliado ao incentivo exagerado de consumo, influencia radicalmente nosso conceito de bem--estar. A mercantilização do bem-estar, ao mesmo tempo que nos lança em uma corrida desenfreada, às vezes absurda, desvirtua as propostas criadas ao longo da história da humanidade, que nos permitiam ser muito mais fiéis à nossa essência.

Recentemente, conheci um homem de uns 50 anos que foi assistir a uma palestra minha sobre os benefícios da meditação, na qual usei muito a expressão "estar no mundo". Ele me disse com uma simplicidade desconcertante: "Sabe, eu comprei os seus livros, mas, no fim, acho que não tenho vontade de estar no mundo, tenho medo deste mundo onde tudo vai tão mal". A observação dele me chamou a atenção. Os sociólogos e os historiadores vivem dizendo, a respeito do planeta, que as guerras nunca foram tão pouco numerosas, que nós morremos mais de obesidade do que de fome, que a pobreza está em franco declínio (embora cresçam as desigualdades entre ricos e pobres). No entanto, esse homem tinha medo do mundo à sua volta. E para ele não mudava nada o fato de estar entre nós, ocidentais, privilegiados, que temos tudo à disposição em casa, via internet, para nutrir nosso bem-estar aparente. A título de brincadeira, eu lhe propus que enumerasse os seus sentidos. Ele citou quatro: a visão, o tato, a audição e o olfato. Faltava o paladar. E, além daqueles diretamente ligados ao corpo, eu o lembrei de outro sentido: o do sentimento. A capacidade de perceber a força de um rio fluindo, de ser tocado pelo carinho de alguém apenas com um olhar, pela ternura de um animal nos acariciando, pelo calor do sol, que nos aquece o rosto e o coração. Sorrindo, ele concluiu: "Bom, assim, eu quero muito estar no mundo". Para isso, não precisava comprar nada, apenas se dar um tempo.

Pouco depois dessa conversa, outra pessoa me abordou para comentar minhas considerações sobre ioga: "Quantas 'saudações ao sol' você faz por dia?". Eu respondi, sorrindo: "Só uma. Mas o que mais me ocupa é encontrar o sol". Ela não entendeu minha resposta, e provavelmente se esquecera de que a ioga não é apenas uma sucessão de exercícios físicos, um esporte. O objetivo da ioga é proporcionar ao corpo um relaxamento profundo, por meio de um asana (postura), ou de uma série deles, em que a respiração é o elemento fundamental. Além disso, ela nos permite fazer uma pausa na agitação que vivemos e controlar os pensamentos recorrentes, acalmando a mente e o espírito. Se abandonarmos a ideia de resultado, de desempenho, encontraremos na ioga, além da boa fadiga, decorrente do esforço físico e da flexibilidade que adquirimos, uma serenidade crescente. Há também a possibilidade de atingir o samádi, um estado de concentração total da mente, descrito nos *Yoga Sutras* há mais de 1.500 anos. Esse bem-estar, repito, não tem nada a ver com aquele que se consome, que se compra.

Há muitas pessoas que se obrigam a acordar uma hora mais cedo, todas as manhãs, mesmo que tenham dormido pouco, porque "precisam fazer" sua meditação. É verdade que a meditação, assim como a ioga, se quisermos explorar essas disciplinas em sua totalidade, é um exercício regular, uma ascese, como mostra a etimologia grega da palavra (*áskesis*, exercício). Mas, se nos impusermos uma prática exagerada, em condições insuportáveis, abriremos mão do bem-estar que ela oferece – o que, a meu ver, não é o objetivo – para cultivar um mal-estar. Algumas pessoas idosas, após praticar ioga sem cuidado e adaptação, podem adquirir lesões no corpo. Lembro-me de uma jovem mãe que postara em seu *blog* que acordava de madrugada para meditar. Isso seria uma ideia excelente se ela não vivesse exausta porque seus filhos não dormiam à noite. A meditação aumentava essa fadiga. Talvez fosse melhor ela fazer o que sugeri no primeiro capítulo deste livro, ou seja, sentar-se e relaxar a mente durante o dia. Um bom momento para isso é quando as crianças dormem.

Há outra coisa com a qual não concordo: um escritor me contou ter baixado no celular um aplicativo de meditação que permite "fazer" meditação (normalmente, é mais um relaxamento) em três minutos, em um táxi, por exemplo. A rigor, é uma ótima ideia aproveitar uma pausa para recarregar a energia, fechar os olhos e se acalmar. Mas realizar essa prática em tempo cronometrado é, a meu ver, uma contradição com a própria ideia de meditação. Aliás, muita gente que utiliza esse tipo de "serviço expresso" confessa não encontrar nele os benefícios esperados. Minha sugestão é que usem o tempo necessário sem cronometrá-lo – não é um exercício abdominal – para relaxar, em casa, sem fazer nada, em silêncio. Uma pesquisa recente revelou que os ratos submetidos a duas horas de silêncio por dia desenvolviam células novas no hipocampo. Isso pode nos inspirar, já que eventualmente somos hamsters.

Os exemplos citados aqui indicam que o propósito bem-intencionado e filosófico dessas práticas é simplesmente desvirtuado, dando lugar a um consumo da disciplina, associado à busca de *performance*. Porém, existem situações bem mais graves, em que o esforço para ficar bem a qualquer custo pode levar algumas pessoas a comportamentos absurdos ou até destrutivos. Adrian acompanhou uma mulher cuja mãe havia morrido de um ataque cardíaco e o pai, de câncer. Como queria evitar ter o mesmo destino, ela criou uma estratégia para se manter sempre em forma e saudável: praticava esporte regularmente, usava um relógio conectado ao celular para controlar sua atividade física e tomava complementos alimentares em todas as refeições (antioxidantes para controlar o estresse orgânico e reduzir o risco de câncer; vitaminas para o tônus muscular; extratos de cartilagem para proteger as articulações etc.). Certo dia, depois de caminhar por duas horas em passo rápido, seu relógio inteligente não registrou nada. Como ela estava passeando com o filho e tinha as mãos no carrinho, o sistema não captara seus movimentos e não havia disparado... Irritada, a moça percebeu que sua busca pelo bem-estar, até aquele momento, não passara de um número em uma tela, um conjunto de parâmetros. E jogou fora o relógio. Adrian lhe sugeriu que aproveitasse a ocasião para abandonar toda a vigilância e parar de tomar vitaminas, já que seus níveis sanguíneos estavam bons. Então ela descobriu uma nova possibilidade de estar bem, abrindo mão dos gráficos, dos números e das caixas de pílulas.

Essa mulher era muito ligada ao corpo: observava-o e analisava-o o tempo todo, mas sem tentar modificá-lo, ao contrário de outro paciente de Adrian. Este não tinha mais consciência de seus limites nem de suas sensações, a ponto de acabar se desligando de si mesmo e não perceber que estava arriscando a saúde por uma ilusão estética. Ele ia à academia duas vezes por semana e fez amizade com alguns fisiculturistas. Logo entrou em uma luta feroz para esculpir o corpo: obrigava-se a fazer uma sessão diária de musculação, tomava, como os novos amigos, complementos alimentares e ingeria de seis a oito refeições por dia (inclusive à noite), para manter constante a taxa de proteína. Porém, mesmo depois de passar meses nesse ritmo, ele não conseguiu aumentar a massa muscular. Foi consultar Adrian para saber como poderia "melhorar seu desempenho", pois as drogas intoxicantes vendidas pela internet não eram mais suficientes. Adrian se recusou categoricamente a ajudá--lo e conversou bastante com ele, procurando convencê-lo de que aquela fixação estava se tornando patológica. Esse homem corria o risco de consumir seu corpo em vez de fortalecê-lo, e esse erro poderia levá-lo ao complexo de Adônis, uma obsessão masculina pelo corpo, em que a pessoa nunca se sente musculosa e forte o suficiente. É claro que é importante se exercitar para ficar em forma; porém, viver mais e melhor não é uma competição.

Não devemos confundir bem-estar com consumo e competição. Se usarmos o tempo de lazer para atingir objetivos muito rigorosos, às vezes até impossíveis, acabaremos desenvolvendo um comportamento obsessivo. Da mesma forma, não é adequado adotar a atitude inversa, ou seja, não nos cuidarmos, esperando que outros façam isso por nós. O homem que se exercitava compulsivamente investiu muito na musculação, mas pouco na saúde, que ele punha em risco ao ingerir produtos intoxicantes. A mulher com o relógio inteligente se preocupava demais com seu desempenho físico, porém se descuidava da alimentação, tomando todo tipo de complementos. Existem milhões de produtos que reduzem o estresse e a fadiga, restituem a forma e a vitalidade, aliviam o peso das pernas, revigoram o corpo, fazem desaparecer as gordurinhas, definem as curvas, estimulam etc. A lista é infinita. Segundo os fabricantes, esses produtos milagrosos nos permitiriam consumir sem culpa tudo o que queremos, o que é "essencial para viver bem": posso continuar comendo chocolate e queijo à vontade, porque um simples comprimido me fará emagrecer. Também posso continuar a fumar, porque já existem xampus para restituir o brilho aos cabelos manchados, tônicos para revitalizar a pele, dentifrícios para clarear os dentes. Será que isso é viver bem, encadeando consumo (de pílulas, pós, gotas) atrás de consumo (do resto), sem nunca entrar em contato com nossos sentimentos? Quanto a mim, aprendi a ser mais razoável quando decidi entender cada um dos meus sentimentos e dos meus hábitos. Percebi que um era a consequência do outro. Por exemplo: comer ou beber muito produz uma satisfação aparente. Ela desaparece assim que sentimos a diferença entre se empanturrar e se alimentar. Certamente, é mais fácil continuar comendo cada vez mais do que investigar o que estamos sentindo. No entanto, se soubermos onde acaba o prazer e onde começa a gula, conseguiremos desfrutar cada garfada e controlar a tentação de terminar com o pacote de bombons porque, depois do terceiro, ficamos saturados de doce.

Ainda a respeito de um desses produtos milagrosos que importamos da China, perguntei a Élise Boghossian, que estudou medicina chinesa na Universidade de Nanquim, o que ela achava do ginseng. A simples evocação dessa palavra a deixou irritada: "A maneira como ele é comercializado na França é absurda e nem um pouco eficaz. Trata-se de uma planta que só deve ser prescrita após um diagnóstico cuidadoso e preciso. Na medicina chinesa, é o equilíbrio das forças que define a saúde. Há duas energias fundamentais opostas, o *yin* e o *yang*. E é o desequilíbrio de uma dessas forças que explica a doença. Quanto à fadiga, ela pode estar ligada à escassez de uma ou de outra. O ginseng é uma das ervas que tonificam o *yang*, por isso só pode ser receitado se houver insuficiência dele.

Se a carência for do *yin*, o ginseng poderá agravar os sintomas. Nesse caso, se prescrevermos essa erva ao paciente, isso poderá piorar sua fadiga, sobrecarregando seu organismo, pois ele está fraco demais para eliminar esses produtos muito tônicos. Para outros pacientes, o ginseng não terá nenhum efeito, porque a fadiga não vem dos órgãos sobre os quais a erva pode ter uma ação significativa". Embora os complementos alimentares às vezes sejam muito úteis, sobretudo se forem prescritos por um médico, observa-se um desvio quanto ao seu consumo. Segundo Adrian, é muito difícil convencer alguns pacientes a desistir desse cuidado exagerado que os faz ingerir conscientemente dez cápsulas no café da manhã. Ele precisa acompanhá-los de perto para ajudá-los a se livrarem desse hábito e reaprender a viver sem os comprimidos.

Outra planta explorada pelo comércio do bem-estar é a cúrcuma. Ela é usada na cozinha indiana há séculos, em associação com a pimenta-do-reino, e teria ação anti-inflamatória e propriedades antioxidantes, além de melhorar a digestão. Alguns laboratórios, apoiados nessa intuição antiga, de repente começaram a demonstrar que uma colher de cúrcuma no preparo de uma comida não seria suficiente para ter efeito no corpo. Então surgiram no mercado as cápsulas com alta dosagem, vendidas a um preço exorbitante. O professor Gabriel Perlemuter, membro da Academia Nacional de Medicina e chefe do Departamento de Hepatogastroenterologia e Nutrição no Hospital Antoine--Béclère (AP-HP), que dirige também uma unidade de pesquisa em microbiota intestinal, afirma: "Deve ser verdade: uma colher de cúrcuma sozinha não teria impacto sobre a saúde.

Mas e uma colher por dia durante cinquenta anos, quem sabe? Provavelmente, o conhecimento dos indianos sobre a planta se baseia apenas em sua experiência de centenas de gerações. Quanto à ingestão frequente de altas dosagens, ninguém sabe quais podem ser as consequências a longo prazo".

Se estamos preocupados com o superconsumo que já se estendeu a produtos que supostamente nos fazem bem, é importante saber a origem desse frenesi, dessa loucura, para nos precavermos. Em vez de nos criticarmos, obrigando-nos a deixar de ser fúteis, deveríamos refletir sobre o que nos leva a agir assim. A psicologia social fez um estudo a esse respeito nos Estados Unidos, trinta anos atrás. Assim surgiram os primeiros trabalhos sobre a fadiga decisória, com o objetivo de analisar o funcionamento do cérebro quando somos solicitados demais. Para entender melhor, tomemos como exemplo o momento em que estamos no supermercado. Uma montanha de produtos desfila nas prateleiras, em dez formatos diferentes, de várias marcas. Tudo é programado para nos tentar. Porém, nós resistimos, pois temos um orçamento a respeitar, um espaço limitado de armazenagem, além de querermos evitar os alimentos supérfluos, gordurosos ou doces demais. Durante uma meia hora, procuramos ser razoáveis, estudamos a composição dos produtos, o preço, o peso. Depois, cansados, acabamos sucumbindo diante das embalagens atraentes. Na hora de pagar, somos atraídos pelos produtos expostos estrategicamente nas caixas registradoras. Estendemos a mão, mesmo a contragosto. Este é o princípio da fadiga decisória: a vontade, assim como um músculo, acaba se estressando se for solicitada demais. Extenuada com tantas decisões a tomar, nossa flexibilidade intelectual se bloqueia. Vulneráveis, escolhemos um confeito açucarado (chamado bombom, mas que não tem muita coisa de bom) pouco antes de sair do mercado, para compensar nossa ansiedade diante das questões importantes que nos esperam ao longo do dia. O mesmo princípio se aplica às dezenas de mensagens, *e-mails* e ligações que nos atraem para o celular o tempo todo. De tanto receber promoções "exclusivas e extraordinárias", terminamos por ceder, exaustos, antes de, eventualmente, devolver a mercadoria, o que causa irritação, perda de tempo e mais um estresse.

Portanto, talvez possamos dizer que a liberdade consiste em decidir não escolher. Embora essa afirmação pareça bizarra, muitas pessoas a puseram em prática e logo perceberam que essa atitude as ajudou a mudar completamente seu comportamento quando precisavam controlar gastos. Para poupar sua capacidade de arbitragem, elas se acostumaram a restringir seu campo decisório aos momentos importantes, assim o resto não exigiria nenhum esforço. Vou dar três exemplos, mas há dezenas deles. Barack Obama, ex-presidente dos Estados Unidos, só usava ternos cinza ou pretos, alegando que "não podia se distrair com coisas triviais durante o dia". Mark Zuckerberg veste sempre os mesmos *jeans*, tênis, camisa cinza e casaco de moletom preto com capuz. Steve Jobs só andava de *jeans*, blusa preta de gola alta e tênis.

Ao adotar uma rotina no hábito de se vestir, essas três personalidades, cujas decisões atingem bilhões de seres humanos, conseguiram se poupar e economizar tempo e energia. Podemos encontrar aí uma inspiração para viver em um mundo que procura tirar proveito de nosso cansaço, aprendendo assim a sofrer menos com essa fadiga decisória. Antes de tomar decisões, devemos eliminar as questões que consideramos supérfluas e priorizar o que é necessário e fundamental. O que é útil? O que é importante? Eu não tenho obrigação de escolher nada. Não preciso consumir nem aceitar nada do que me oferecem continuamente. É o caso de Sabrina Pasterski, uma jovem que fez doutorado em Harvard e é conhecida na imprensa mundial como "o novo Einstein". Ela decidiu não ter *smartphone* nem participar de redes sociais, talvez para não se estressar inutilmente com atividades que consomem muito tempo. Quanto a mim, administro a fadiga decisória de acordo com meu cansaço: se eu tiver dormido mal, na manhã seguinte escolho uma camisa ao acaso, o que às vezes pode me dar um ar desleixado. Mas, em outras ocasiões, escolher a camisa me dá prazer e me deixa bem pelo resto do dia. A fadiga decisória não é um todo a ser abordado unilateralmente, mas uma filosofia de geometria variável a ser explorada a cada momento.

Assumir um tipo de desapego não é nada fácil em um mundo onde a sociedade de consumo procura a todo custo nos convencer de que estaríamos melhor se fizéssemos isso ou aquilo. Então, eu pergunto: será que precisamos ficar melhor para viver bem? A meu ver, o raciocínio deveria ser o inverso: será que somos mesmo tão infelizes e patéticos? De modo geral, estamos bem, muito bem. Nossa expectativa de vida praticamente triplicou em 250 anos. Durante centenas de milhares de anos e até o século XVIII, a expectativa de vida na França não passava de 27 anos, e na Inglaterra e na América girava em torno de 30 anos. Hoje, no mundo, é de cerca de 70 anos e, no Ocidente, de aproximadamente 80 anos, ou seja, mais ou menos 30 mil dias, o que não parece muito em uma época em que lidamos facilmente com números acima de seis zeros. Em vez de desfrutar esse tempo com respeito e tranquilidade, nós nos exaurimos na vida cotidiana, sufocados por um excesso de solicitação que se torna insuportável. Para amenizar esse frenesi, é bom fazermos uma pausa e nos afastarmos um pouco do mundo e da agitação, a fim de resgatar uma presença real diante das coisas, de nós e dos outros.

Graças às várias viagens que fiz, percebi como esse distanciamento me permitia voltar ao essencial. Certa vez, na África Oriental, hospedei-me em uma aldeia perto de uma "árvore das palavras", um baobá com um tronco enorme e uma gigantesca coroa achatada. No fim da tarde, as pessoas se reuniam no local para ver o pôr do sol e conversar. Calmamente, em sintonia com a natureza e o ambiente, permaneciam ali até mais tarde, apenas apreciando a escuridão. E depois a lua subia, com sua claridade deslumbrante. Eu ficava ali sem fazer nada, não praticava exercícios de respiração nem realizava nenhum esforço, mas aquele espetáculo me dava uma satisfação incomparável. Experimentei a mesma sensação de completude no Nepal, em circunstâncias bem peculiares. Eu passeava sem destino quando ouvi ao longe, perto de uma colina, um barulho irritante, uma espécie de estribilho que soava sem parar. Por fim, descobri de onde vinha: de um velho toca-fitas, que estava ao lado de um homem estranho, sentado em uma caverna úmida. Ele fez sinal para eu me aproximar e me sentar ao seu lado. Então percebi que o panorama, do ponto de vista dele, era absolutamente espetacular. Não prestei atenção em mais nada, esqueci de tudo. Comecei até a ver um sentido naquele desconforto auditivo: esse mantra, insuportável ao longe, era um apoio para entrar na paisagem. Ele permitia prolongar o tempo.

Esses dois episódios foram uma inspiração para mim quando descobri que minha doença jamais me abandonaria. Compreendi que o fato de aceitá-la não me impediria de reviver aqueles momentos de bem-estar, e muitas vezes perto da minha casa. Eu sabia que, no futuro, viver bem se resumiria a pouquíssimas coisas: saber administrar meu tempo e me preparar para as mudanças inevitáveis que viriam pela frente. Esses instantes em contato com uma temporalidade não controlada me ensinaram isso. Prosseguindo em minha análise, procurei definir o que significava exatamente o bem-estar para mim. E cheguei a algumas conclusões, que podem ser fontes de reflexão.

Para sentir bem-estar é preciso se permitir repousar. Encontre um momento para ficar em silêncio, sem fazer nada. Desapegue-se do papel que você representa quando finge estar bem-disposto e admita simplesmente que está cansado e necessita relaxar. Existe uma grande diferença entre ignorar a fadiga e escutá-la. Pare de ficar esperando o repouso e entregue-se a ele. Pare de ansiar pela cura e descubra o que ainda pode fazer. Renuncie à vontade de interagir com o mundo inteiro ao mesmo tempo e seja você mesmo: afaste-se da necessidade de saber tudo o que acontece no planeta para poder comentar primeiro. Comece a se apreciar, a gostar de sua companhia, assim se permitirá ser amado sem grandes expectativas e sem medo de sofrer. Explore seu ego antes de ir em busca do *alter ego*.

Para completar, queremos deixar bem claro que você não precisa levar ao pé da letra tudo o que dissemos até aqui. Não são imposições, apenas propostas para refletir e, eventualmente, pôr em prática.

* * *

Como já afirmei outras vezes, uma mudança de vida real, perene, não se promove do dia para a noite. Às vezes, é uma decisão que se impõe pouco a pouco: ela emerge assim como um broto cresce enquanto o jardineiro descansa após ter semeado a terra. Adrian e eu comprovamos, tanto em nós como em outras pessoas, essa evolução silenciosa, que irrompe espontaneamente, sem esforço, sem dogma, a partir do momento em que exploramos a própria solidão. O mais surpreendente é que não procuramos mais, porque sabemos. Deixando repousar o que já está presente, tudo pode evoluir por meio de mudanças ínfimas, como um botão de flor que se abre. Se decidirmos nos sentar em silêncio e entrar em contato conosco e com o universo, nossos recursos virão à tona. Então, só restará se deixar levar, esperar que o rio subterrâneo que carrega nossas possibilidades aflore e nos arraste na corrente. Isso pode envolver tanto mudanças importantes quanto detalhes cotidianos, mas, à medida que amadurecerem lentamente, serão decisões sinceras e pessoais que assumiremos na vida.

Adrian e eu, por exemplo, tomamos duas resoluções radicalmente diferentes sobre o mesmo assunto. Instintivamente, optei por me tornar vegetariano, porque percebi que meu conceito de viver bem não combinava nem um pouco com a ideia de consumir outros seres vivos. Adrian, por sua vez, morou muitos anos com uma pessoa que excluíra a carne de sua alimentação. Depois da separação, ele redescobriu o prazer de comer carne vermelha. Essa sensação agradável o faz sentir-se bem e em harmonia. Nós não nos julgamos, cada um é responsável por suas escolhas. Mesmo parecendo bem diferentes um do outro, estamos na mesma sintonia. Uma mudança se impôs. Quanto a mim, posso afirmar que a exploração do meu cansaço deve ter alguma coisa a ver com isso. De tanto me entregar a ele, adiando minha vida – e isso, é claro, nem sempre é possível –, comecei a ver e ouvir com cada um dos sentidos que eu evocava com esse sentimento de não querer pertencer ao mundo. A percepção da minha fadiga certamente determinou a decisão de não me alimentar mais do sofrimento dos animais.

Meu amigo Antoine, que já mencionei, destaca que somos incoerentes ao ouvir a fadiga em certas circunstâncias e ignorá-la em outras: "Quando dirigimos na estrada, em geral paramos ao primeiro sinal de cansaço. Na vida, estranhamente, esticamos a corda até quase arrebentar, pisamos no acelerador. E, pior ainda: temos orgulho disso". Nesse caso, não adianta dizer às pessoas: "Preciso dar um tempo, não aguento mais, tenho que descansar". Mudar de atitude de modo definitivo, após uma reflexão bem conduzida, não é tão simples assim. Podemos passar um fim de semana no campo ou na praia, mas, quando voltamos, logo entramos de novo no turbilhão. As pessoas mais obstinadas, como já fui em uma época da minha vida, não têm a menor consideração por sua exaustão. No entanto, se elas começarem a se entregar ao repouso, verão como isso é bom. E poderão deixar de lutar e transformar a fadiga em uma aliada, na qual se aninham inúmeras possibilidades.

Adrian e eu sabemos, por experiência própria, que esse caminho é tortuoso. Antes de iniciar este livro, já havíamos feito uma reflexão profunda sobre o assunto. Na introdução, escrevi, com certa malícia, que somos "especialistas em fadiga", como se não tivéssemos mais nada a aprender. Mas, na realidade, a concepção desta obra enriqueceu ainda mais nosso conhecimento e nossa vivência da problemática que estudávamos. Mesmo que a intenção inicial não fosse focalizar nossa vida mais do que já fizéramos, sentimos as mudanças que se operavam em nós. A cada etapa do trabalho, percebíamos uma evolução. Uma amiga que colaborou na edição do livro achava que nunca conseguiria mudar. Vivia se estressando à toa, às vezes só para obedecer a uma imposição social que, no entanto, parecia desprezar. Ela se encaixava em várias situações descritas nestas páginas, sobretudo no campo das fadigas familiar e digital, e se preocupava: "Será que vou conseguir me livrar desses maus hábitos?" Eu a aconselhei a se instalar confortavelmente em sua fadiga até aceitar a ideia da mudança. "Você vai ver, logo surgirão outras possibilidades."

Para exemplificar, contei-lhe o caso de um artista português que eu conhecera quando era editor. Seu agente queria que ele escrevesse sua biografia para participar de uma exposição importante na China prevista para o ano seguinte. Ele estava indeciso, contrariado com esse encontro em uma editora, pois na verdade não desejava esse livro. Eu me sentei ao lado dele e fiquei um instante em silêncio. Então perguntei: "Além da sua arte, do que o senhor gosta?" Irritado, ele respondeu: "De nada, é minha única paixão. Mas não produzo mais nada, estou muito cansado da minha vida, cansado demais". Deixei passar um momento, sempre em silêncio. Compreendi por que aquele homem não queria ouvir falar do livro: ele sofria com a falta de inspiração e temia que sua vida artística se resumisse, dali para a frente, unicamente ao passado. Ele disse, de repente: "Também gosto muito da minha casa de campo. É lá que eu crio, ou melhor, criava". Eu lhe pedi que descrevesse os arredores do imóvel. Sem saber o que dizer, ele parou, levantou-se e saiu. Durante cerca de um ano, não tive mais notícias dele. Um belo dia, sua esposa me telefonou. Eles tinham viajado ao Brasil em férias e visitado uma casa à beira-mar. Depois de caminhar pelos arredores, seu marido disse: "Lembra-se da reunião com o editor? É estranho, mas tenho a impressão de ter revivido nossa conversa em seu escritório. Ele me perguntou sobre nossa casa de campo. Daí entendi que não é a casa que conta, mas sim seu ambiente, tudo o que a circunda. Nós vamos nos mudar para o Brasil, e vou voltar a trabalhar". A mulher não compreendia como nossa conversa pudera ter inspirado uma decisão tão radical. Para ela, era uma mudança de vida enorme. Para ele, o resultado de uma reflexão: "Essa fonte de inspiração, sua casa, onde fica?"

Depois de meses estagnado, ele sentiu a profunda convicção de que sua casa de campo, que ele amava, não o inspirava mais. Não queria mais viver ali nem criar nada naquele ambiente. No Brasil, retomou sua arte, com a energia restaurada pela nova paisagem.

Após vários anos estudando sobre a fadiga, Adrian e eu aprendemos que ninguém pode vencê-la, que não há batalha a ganhar. Mas, se a observarmos de perto, usufruindo todas as oportunidades que ela nos oferece, conseguiremos descansar, mesmo com ela, por toda a eternidade.

Porém, antes de chegar ao fim, continuamos modestos, como todo explorador. Sabemos que poderemos recuar durante o percurso e recriar, sem querer, a fadiga ruim. Sabemos que nossas propostas nem sempre serão acatadas pelos outros. Sei também que meu celular não é um órgão implantado na ponta da minha mão, e que eu gosto de deixá-lo de lado, embora sempre fique tentado a consultá-lo, navegar pelas páginas, sem pensar, e anotar as ideias que me surgem a qualquer hora do dia (ou da noite). Adrian sabe perfeitamente que ficará bem se não dormir suas oito horas por noite. Isso não o angustia mais. Mas pelo menos, ao assumir a fadiga, conseguimos nos levantar mais rápido após uma queda, nos estressar menos, bem como não desprezar as possibilidades que nos aparecem. Assim poderemos agir com mais determinação e sinceridade.

A ideia central deste livro é que devemos levar em consideração nossa fadiga e a dos outros. Ao respeitá-las, valorizamos nossa condição humana.

Lembro-me de uma conversa que tive com um sem-teto instalado perto do Hôtel de Ville de Paris. Era limpo, bem-arrumado e parecia em boa forma. Eu sempre passava ali sem lhe dar atenção, mas nesse dia resolvi abordá-lo: "Como posso lhe ajudar?" Ele riu e respondeu: "Sou eu quem pode ajudá-lo!" Então começou a contar histórias engraçadas para me fazer rir. E se saiu muito bem. Conversamos um pouco e ele me disse que o mais difícil na vida não era nem a fome nem o frio. O pior era nunca poder descansar completamente, não poder se entregar ao sono. Certa tarde, encontrei-o deitado em um banco no parque, mas não estava dormindo. Do terraço de um apartamento situado em volta do parque, alguns cães latiam sem parar, atiçados pelo dono, que gritava: "Estou treinando-os para enxotar pessoas como você". O sem-teto me disse, olhando os cães com tristeza: "Eu é que devia estar seguro naquele terraço e ter acesso a um apartamento aquecido. Os cachorros dormem em qualquer lugar. Os seres humanos, não".

Ao ouvir esse desabafo, eu me questionei novamente sobre o mundo que estamos construindo, onde podemos viver três vezes mais do que vivíamos antes e onde animais são treinados para impedir que alguns homens tenham direito ao repouso. Onde a ciência faz progressos inacreditáveis, mas homens e animais, assim como ursos polares, morrem de fome devido ao aquecimento global que nós iniciamos, mas não conseguimos combater. O pouco de consideração que temos por nós e pelos outros explica por que não fazemos mais pelo nosso planeta: já esgotamos o que chamamos de "nossos" recursos, por isso eles não nos pertencem mais. De certa forma, somos apenas inquilinos deste mundo. Contudo, os animais selvagens, a flora, a natureza que exploramos e destruímos são simplesmente a vida. De tanto poluir nossas riquezas naturais, chegamos a situações absurdas, como pagar pela água potável, pagar mais caro por alimentos saudáveis, sem aditivos, sem química e sem pesticidas, e tudo indica que no futuro vão nos cobrar uma taxa sobre o ar puro. As reuniões das cúpulas ecológicas se sucedem, e suas conclusões são sempre as mesmas: para preservar mais o planeta, devemos fazer menos por nós. No *Livro do Gênesis*, da *Bíblia*, está escrito: "No sétimo dia, Deus havia terminado toda a sua obra e descansou". Quer acreditemos ou não, seríamos bem presunçosos de imaginar que nós, simples mortais, não precisamos desse repouso que Deus, o infatigável, se concede e nos recomenda. Se queremos fazer algo por nós, pelos outros, pelo planeta, sempre haverá oportunidade, de noite ou de dia, para nos darmos um tempo... de vez em quando... e ficar sem fazer nada por um instante. Então poderemos descansar realmente e encontrar uma aliada para nós, para todos, na própria fadiga.

bibliografia

A esta altura do livro, achei importante não cansar o leitor com uma bibliografia muito extensa. Selecionei algumas obras que me inspiraram ao longo da jornada. A escolha foi deliberadamente eclética, e procurei abordar a fadiga em suas várias manifestações e ambiências.

AUDOUARD, Antoine. *Partie gratuite*. Paris: Éditions Robert Laffont, 2018.

BALLANFAT, Marc (introdução e tradução). *La Bhagavadgita illustrée par la peinture indienne*. Paris: Éditions Diane de Selliers, 2017.

Bíblia de Jerusalém. São Paulo: Paulus Editora, 2016.

Bíblia Sagrada. São Paulo: Paulus Editora, 2015.

CHRÉTIEN, Jean-Louis. *De la fatigue*. Paris: Éditions de Minuit, 1996.

LEVINAS, Emmanuel. *Da existência ao existente*. Campinas: Papirus, 1999.

PROUST, Marcel. *Em busca do tempo perdido*. Rio de Janeiro: Nova Fronteira, 2016. •

ROUSTANG, François. *La fin de la plainte*. Paris: Éditions Odile Jacob, 2000.

ZAWIEJA, Philippe (direção). *Dictionnaire de la fatigue*. Paris: Librairie Droz, 2016.

Estátua

SICYONE, Lysippe de. *Hércules Farnese* (ou *Hércules em repouso*). Museu Arqueológico Nacional de Nápoles.

Álbum musical

Keith Jarrett. *The Melody at Night, with You*. ECM, 1999.

agradecimentos

Sou muito grato ao meu amigo Adrian Chaboche por não ter hesitado um segundo em me acompanhar nesta aventura. Nossas discussões foram esclarecedoras, com seus temas apaixonantes e a animada cumplicidade. Sua amizade será sempre preciosa.

Agradeço também:

A Anna Rousseau, por ter me acompanhado durante todo o projeto. Sem ela, eu nunca teria tido a força para escrever este livro e enfrentar a fadiga (boa) que resultou do trabalho.

A Guillaume Robert, por seu entusiasmo, incentivo e compromisso ao meu lado, que contribuíram para dinamizar cada etapa da criação deste livro.

À minha amiga Susanna Lea, que sempre me oferece apoio incondicional em todos os meus projetos, a começar por este.

A Emmanuelle Hardouin, por toda a atenção que me dispensou e pela paixão que demonstrou pelo texto.

A Anna Pavlowitch e Nicolas Watrin, pelo interesse que manifestaram pelo livro ao longo de sua elaboração.

A Milena Anthony e Sacha Lobermann, por terem colaborado com a pesquisa sobre a fadiga, tanto na internet quanto em outras fontes.

Aos meus amigos das Éditions Versilio e da Susanna Lea Associates.

A toda a equipe das Éditions Flammarion, Anne Blondat, François Durkheim, Virginie Plantard, Charlotte Dugrand e Soazig Delteil.

A todos aqueles que disponibilizaram seu tempo e me permitiram ter acesso à sua experiência e à sua visão da fadiga: o professor Perlemuter; os doutores Julie Cosserat, U. Indulal e Philippe Presles; Élise Boghossian; e também Christophe Bourhis, Delphine Verluca, Clément Meyer e Antoine Audouard.

A Yann Arthus-Bertrand, por sua infinita gentileza para comigo.

A Leslie Anthony, meus três filhos, minha mãe, minhas irmãs, minha família, meus amigos, colaboradores, todos os que me acompanham e que eu estresso com tanta frequência.

Gostaria de agradecer especialmente ao meu amigo François Roustang, por ter me ensinado a respirar, sozinho ou com os outros, *ao mesmo tempo*.

Compartilhe a sua opinião
sobre este livro usando a hashtag
#AArteDeRelaxar
nas nossas redes sociais:

 /EditoraAlaude

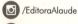 /EditoraAlaude

 /AlaudeEditora